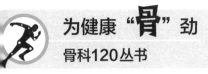

为健康"**骨**"劲

骨科120丛书

总顾问 刘昌胜　张英泽　戴尅戎
总主编 苏佳灿

骨科急诊急救 120问

主编◎ 肖飞　王光超　张元维

上海大学出版社

图书在版编目(CIP)数据

骨科急诊急救 120 问 / 肖飞,王光超,张元维主编.
上海:上海大学出版社,2024.7. -- (为健康"骨"
劲 / 苏佳灿总主编). -- ISBN 978-7-5671-5012-6

Ⅰ. R683.059.7-44

中国国家版本馆 CIP 数据核字第 2024G859R2 号

策划编辑　陈　露
责任编辑　高亚雪
封面设计　缪炎栩
技术编辑　金　鑫　钱宇坤

为健康"骨"劲

骨科急诊急救 120 问

肖　飞　王光超　张元维　主编

上海大学出版社出版发行
(上海市上大路 99 号　邮政编码 200444)
(https://www.shupress.cn　发行热线 021-66135112)
出版人　戴骏豪

*

南京展望文化发展有限公司排版
上海颛辉印刷厂有限公司印刷　各地新华书店经销
开本 890mm×1240mm　1/32　印张 4　字数 80 千
2024 年 8 月第一版　2024 年 8 月第一次印刷
ISBN 978-7-5671-5012-6/R·65　定价 58.00 元

本书编委会

顾　问　陈晓东

主　编　肖　飞　王光超　张元维

编　委　(按姓氏笔画排序)

王成龙(上海交通大学医学院附属新华医院)

王光超(上海交通大学医学院附属新华医院)

朱俊峰(上海交通大学医学院附属新华医院)

李　扬(上海交通大学医学院附属新华医院)

李　德(上海交通大学医学院附属新华医院)

肖　飞(上海交通大学医学院附属新华医院)

吴尽言(中山市人民医院)

张　翔(上海交通大学医学院附属新华医院)

张元维(上海交通大学医学院附属新华医院)

彭建平(上海交通大学医学院附属新华医院)

韩修国(上海交通大学医学院附属新华医院)

蔡贵泉(上海交通大学医学院附属新华医院)

序　言

　　"岁寒，然后知松柏之后凋也。"意为一个人的节操与品行，只有在困境中才能显现。而我等从医者，正是立志守护人身之"松柏"——强健的骨骼。

　　骨为身之干，支撑起生命的屹立不倒。然世间疾病千奇百怪，骨疾尤为凶险。有如暗夜突袭的骨折创伤，似无声蚕食的骨质疏松，或如幽灵般游走的骨肿瘤……无不考验着骨科医者的智慧与经验。

　　本丛书以"强骨"为宗旨，撷取骨科领域精华，解答患者关切。自创伤骨科到关节外科，从脊柱到四肢，举凡骨科疑难疑点，图文并茂，一一道来。寓医理于浅言，蕴经验于问答。言简意赅却包罗万象，通俗晓畅而雅俗共赏。

　　本丛书共21个分册，涵盖骨科所有常见疾病，是目前国内最系统、最全面的骨科疾病科普系列丛书。从骨折、骨不连等常见创伤，到骨性关节炎、骨质疏松等慢性病，从关节镜微创技术到修复重建难题，从骨科护理常识到康复指导，可谓全方位、多角度、立体化地解答骨科常见疾病诊疗问题。120问的内容设计，聚焦读者最迫切的疑惑，直击骨科就诊最本质的需求，力求读者短时间内获取最实用的知识。这是一系列服务骨科医患共同的工具书,更是一座沟通医患的桥梁。

"岁月不居,时节如流。"随着人口老龄化加剧,骨科疾病频发。提高全民骨健康意识,普及骨科养生保健知识,已刻不容缓。我们坚信,树立正确观念,传播科学知识,能唤起公众对骨骼健康的关注,进而主动规避骨病风险。这正是本丛书的价值所在,亦是编写初衷。

让我们携手共筑健康之骨,守望生命之本,用"仁心仁术"抒写"岁寒不凋"的医者丰碑,用执着坚守诠释"松柏常青"的"仁爱仁医"。

"博观而约取,厚积而薄发",愿本丛书成为广大读者的良师益友,为患者带去希望,为医者增添助力。让我们共同守护人体这座最宏伟的"建筑",让健康的骨骼撑起每一个生命的风帆,乘风破浪,奋勇前行!

总主编 苏佳灿

2024 年 7 月

前 言

在我们的日常生活中,不可避免地会遇到各种意外伤害,其中涉及骨骼运动系统的伤害尤为常见。从儿童在操场上摔跤,到成人在家中或工作场所遭受意外伤害,再到老年人因为骨密度减少或骨质疏松而发生的脆性骨折,全生命周期的每一个年龄段都可能面临这类风险。面对这些突发情况,我们的第一反应往往决定了伤者的痛苦能否得到及时缓解,伤后的生活质量是否会长期受到影响,严重的意外甚至可能关系到生命安全。因此,了解基本的骨科急诊急救知识显得至关重要。

骨科急诊急救的相关技能并非仅限于医疗机构人员,每一个人都可以通过学习成为日常生活中的"急诊急救小英雄"。《骨科急诊急救120问》正是为广大公众编写的,旨在普及骨科急诊常见疾病的防治和急救的基本知识,帮助读者在关键时刻做出正确的判断和处理。不管您是家长、教师、办公室员工,还是体育爱好者,这本书都能为您提供实用的指导。我们坚信,即便是简单的知识,也可能在关键时刻帮助伤者减轻痛苦,甚至挽救生命。

在此,我们也想强调一点:急救并不等同于专业治疗。急救的主要目的在于稳定伤者的状况,预防进一步的伤害,并为伤者接受专业医疗救治赢得宝贵的时间。因此，即使进行了急救处理，伤者仍然应该尽快就医。

此外，预防总是胜于治疗。在本书的各个章节中，我们都会强调预防的重要性，并提供一些实用的建议，帮助读者尽可能避免受伤的风险。

最后，我们鼓励大家不仅仅满足于阅读这本书，有机会还应该积极参与相关的培训和实践，真正了解骨科急诊常见病的防治知识，掌握骨科急救的基本技能。希望通过本书，大家能够对骨科急诊急救有更加深入的了解，当面临紧急情况时，能够冷静、果断地采取行动，为自己和他人带来更多的安全和健康。

感谢您选择这本书，祝您平安健康！

编　者

2024 年 6 月

目 录

第三篇 肩部和上臂

第四篇 肘部

第五篇　前臂和手腕

第六篇　手部

第七篇 骨盆和髋部

第八篇 大腿和膝关节

第九篇　小腿和脚踝

第十篇　足部

第一篇
基础知识

 什么是骨科急诊与急救?

骨科急诊指的是由于外伤或其他突发性疾病导致的骨骼、关节、肌肉、肌腱、韧带等运动系统相关部位的伤害或疾病,需要立即进行医疗干预和治疗的情况。这通常涉及在医院或诊所的急诊室内进行的评估和处理,如X线检查或CT检查、伤口清创、骨折复位、石膏或夹板外固定等。

骨科急救指在获得专业医疗干预之前,对于骨科伤害或疾病进行的初步、临时的处理。处理的目的是稳定伤势,防止伤害进一步加重,减轻患者痛苦或维持生命体征。例如,对于开放性骨折,骨科急救可能包括伤口的简单清洁、伤口的覆盖及受伤部位的固定。

简而言之,骨科急诊着重于在专业医疗场所内对伤害或疾病进行专业的诊断和治疗,而骨科急救则更偏重于在到达医疗场所之前,对伤害或疾病的初步处理。

骨科急诊与急救的重要性主要体现在以下几点:

(1)减轻患者痛苦:及时的骨科急救措施可以减轻患者的疼

痛和不适。

（2）预防伤害加重：恰当的急救处理可以防止伤势继续恶化，如未固定的骨折可能导致更严重的组织损伤。

（3）提高治疗效果：及时和恰当的急诊治疗可以增加患者康复的机会，并降低后期并发症的风险。

（4）维持生命体征：某些骨科伤害，如骨盆骨折，可能伴随大量出血，正确的急救处理不仅关乎伤势，更关乎生命。

（5）经济与时间的考量：适当的急诊与急救措施有可能避免更复杂的手术或长期的康复治疗，可以减少患者的医疗费用并缩短恢复时间。

总之，骨科急诊与急救在伤害发生后起到关键性作用，它们不仅有助于疼痛的缓解和伤害的稳定，还可能影响患者的整体治疗效果和恢复进程。

什么是骨折？ 骨裂真的不要紧吗？

骨折在医学上指的是骨骼的结构完整性被破坏。这种破坏可能是由于暴力外伤，如车祸撞击、高空坠落、跌倒摔跤等机械力量所致；也可能是由于骨骼的某些病态改变，如严重骨质疏松患者轻微扭伤，甚至晨起站立即可能发生椎体压缩性骨折；肿瘤患者骨转移时轻微扭伤也可能发生病理性骨折；此外，在部队新兵、运动员和舞蹈演员中，长期、反复、轻微的应力作用于某一处骨骼时还可能出现疲劳性骨折。

日常生活中常见的骨折术语有：

（1）开放性（外露）骨折：骨折断端穿透皮肤或黏膜与外界相通，这种骨折感染的风险较高，未与外界相通则是闭合性骨折。

（2）粉碎性骨折：骨骼被打碎成三片或更多的碎片，暴力所致的骨折大多为粉碎性骨折。

（3）压缩性骨折：通常发生在脊椎，为一个或多个椎体被压缩或塌陷，多见于严重骨质疏松患者。

（4）青枝骨折：儿童的骨骼相对于成人更为柔韧和有弹性，受伤后骨的一侧有裂缝，而另一侧则弯曲但不完全断裂，就像尝试折断一根青嫩枝条时，它弯曲但不完全断开。

在某些语境或地区，"骨裂"一词可能被用来描述轻微或不完全的骨折，如裂纹，或小的、没有明显移位的断裂。常常有人认为骨裂不要紧，养一养就好了。然而，从医学角度来看，骨裂仍然是骨折的一种，如果处理不恰当，也可能导致长期的疼痛、功能障碍或其他并发症。比如，涉及关节面的骨折，如果没有进行必要的固定和不恰当的负重，可能使骨裂发展成完全骨折，甚至错位，导致长期疼痛和功能受限。

3 开放性骨折如何进行急救处理？

开放性骨折是指骨折的断端穿透皮肤或黏膜与外界相通，易造成细菌或其他微生物的感染,而一旦发生感染,治疗过程将变得复杂,可能导致骨髓炎等严重并发症。因此,开放性骨折必须紧急处理。以下是一些急救处理步骤:

(1)保持冷静:首先要保持冷静,并尽量使受伤者放松。

(2)拨打紧急电话:请立即拨打"120"急救电话,并就近寻求亲友的帮助。

(3)覆盖伤口,控制出血:使用干净的布或绷带对伤口施加轻微的压力,以控制出血。如果血液渗透了第一层布,不要移除它,而是在上面叠加上更多的布。不要用餐巾纸或在伤口上撒任何"止血粉""抗生素"或者"云南白药"等,以免增加感染风险或为后续的清创增加困难。

(4)固定骨折部位:使用夹板、硬纸板、小木条或其他稳定的物体来固定骨折部位。这有助于减轻患者疼痛并防止进一步伤害。确保在夹板的两端都牢固地固定骨折部位。

(5)避免移动骨折部位:除非必要,否则不要尝试重新定位或移动骨折的骨段。如果可能的话,保持受伤部位适当抬高,这有助于减轻肿胀。

(6)不要给伤者喂食或饮水:如果到医院评估后需要进行紧急手术,摄入饮食和水可能会增加麻醉风险。

开放性骨折伴随的伤口可能较大且不规则,处理伤口和控制出血比闭合性骨折更为困难。如果未能迅速控制出血,可能引起休克等生命危险。而且,开放性骨折通常由高能量的创伤引起,如交通事故、高处跌落等,这不仅造成骨折,还可能伴随有其他组织的严重损伤,如软组织撕裂、血管或神经损伤,增加了病情复杂性和治疗难度。

鉴于开放性骨折的严重性,急救时应迅速采取措施控制出血,保护伤口避免进一步污染,并尽快将患者送至医院接受进一步的专业处理。

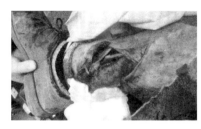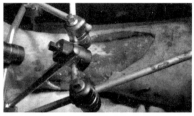

左图:开放性骨折;右图:清创后外固定支架固定

4 骨折多久能愈合? 扭伤多久能恢复?

传统观点认为,"伤筋动骨100天",是指筋骨受伤了大概需要3个月才能恢复。实际上,骨折的愈合时间受多种因素影响,包括骨折的类型、位置、复杂性,以及患者的年龄、整体健康状况和营养状况。一般而言,指骨、手部和肋骨骨折6周左右可以愈合,足部、髌骨、前臂骨折需要约8周,而大腿股骨骨折可能需要12~16周或更长时间愈合。不完全骨折通常比完全骨折需要更短的时间愈合。年轻人的骨折通常愈合得更快。吸烟、糖尿病、营养不良和其他不良健康状况可能延迟愈合过程。手术内固定或石膏、夹板外固定等不同的治疗方式可能影响愈合时间。不恰当的制动或者负重可能影响骨折愈合。

扭伤是指由于突然的外力导致关节周围的韧带或肌肉被过度拉伸或撕裂。扭伤的严重程度可以分为3级:

轻度扭伤(Ⅰ级): 关节稳定,只有少量的韧带纤维受损。伤者通常会感到疼痛和轻微的肿胀。大多数轻度扭伤可在几天到1周恢复。

中度扭伤(Ⅱ级): 关节存在不稳,部分韧带纤维被拉伸或撕裂。会出现显著的疼痛、肿胀和淤血。中度扭伤不能负重,一般需要制动3周左右恢复。

重度扭伤(Ⅲ级): 关节严重不稳,韧带完全撕裂。受伤时可能听到"啪"的一声,继而出现严重的疼痛、肿胀、瘀斑。往往需要手术治疗,数月才能恢复。

一般来说,踝关节扭伤恢复的时间可能较腕关节扭伤长。年轻和健康的人通常恢复得更快。正确、及时地治疗,如冰敷、休息、抬高受伤部位,以及使用绷带、护具、石膏外固定或者实施手术,可以加速恢复。

5 骨折愈合后会有后遗症吗?

骨是完全再生组织,因此骨折完全愈合后,可以恢复骨的原有结构和功能。但是,骨折愈合并不代表骨关节运动功能完全恢复,可能遗留一些后遗症,如治疗骨折时的长时间制动导致关节僵硬、肌肉萎缩；如果骨折的两端没有正确对齐，可能导致骨折畸形愈合，这可能会影响功能和外观；经历过骨折的关节可能数年内更容易发展成创伤后关节炎；骨折可能损伤周围的神经或血管，导致麻木、刺痛或血液循环问题；在曾经骨折的部位，可能更容易再次骨折；某些骨折，尤其是复杂骨折或多次骨折的部位，可能在愈合后仍有疼痛。

此外，骨折和与其相关的治疗可能对伤者的心理健康产生影响，导致恐惧、焦虑或抑郁等情绪问题。正常的康复过程，如物理治疗、按医嘱活动和合理的锻炼，可帮助减少这些后遗症。

 如何正确使用冰敷缓解创伤后肿胀和疼痛？

冰敷是一种非常有效的创伤初步应对措施，能够缓解急性软组织损伤、骨折和脱位后的肿胀和疼痛。以下是冰敷的要点和注意事项：

（1）冰袋选择：可以使用专门的医用冰袋，也可以用家用冰箱冷冻的冰袋。紧急情况下，可以将冷冻层的食物外裹塑料袋密封后制成简易冰袋。务必确保至少有一层布或毛巾将冰袋和皮肤隔开，以防止冻伤。

（2）冰敷时间：将冰袋放在受伤部位，每次冰敷 15～20 分钟。冰敷时间不应过长，以免冻伤皮肤。

（3）冰敷频率：大约每小时冰敷一次，根据需要可适当增减。

在伤后 48 小时内，规律冰敷可以更有效地控制肿胀和疼痛。

（4）休息和抬高：在冰敷的同时，保持受伤部位的休息，并尽量抬高，这有助于减少肿胀。

（5）感觉检查：定期检查皮肤的感觉，确保没有麻木或过度冷却的迹象。

（6）皮肤状况：不要在开放性伤口上直接冰敷，开放性伤口冰敷容易加重感染，冰敷还可能导致组织过度冷却，影响伤口愈合。对于有神经功能障碍或血液循环问题的人，使用冰敷时应格外小心。当冰敷后出现不适、皮肤异常红润或发白、疼痛加剧等情况时，应立即停止冰敷并寻求医疗建议。

（7）慢性伤病：对于慢性伤病或急性伤病超过 48 小时后，热敷可能比冰敷更为有效。如果不确定应该使用冰敷还是热敷，最好咨询专业医师。

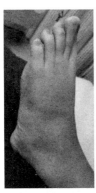
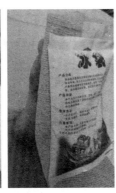

冰敷的正确方法

7　常用的止血包扎急救方法有哪些?

外伤止血是急救的重要步骤，正确地控制出血可以挽救生命。常用方法有：

（1）直接压迫：使用干净的布、绷带或手直接对伤口施加压力。如果血液渗透了布料，不要移除它，而是在其上加更多的布料并继续施加压力。

（2）抬高伤口：如果可能，并且在不会造成进一步伤害的前提下，将受伤的部位抬高，使其高于心脏位置。这有助于利用重力减少出血。

（3）使用止血带：当直接压迫和抬高伤口不能控制严重的四肢出血时，可以考虑使用止血带。将止血带置于伤口上方的未受伤部位，并将其收紧，直到出血停止。长时间使用止血带可能导致肢体缺血损伤，务必记录施加止血带的时间。

（4）压迫伤口近端的动脉：如果直接压迫不能止血，可以尝试压迫供应该区域的主要动脉。例如，对于上肢出血，可以在前臂的肱骨中部施加压力；对于下肢出血，可以在大腿的股骨上施加压力。

（5）使用止血敷料：有些特殊的敷料，如凝血海绵，可以加速血液凝固。

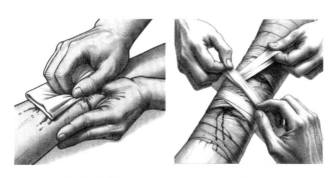

左图：直接压迫止血；右图：加压包扎止血

（6）保持伤者冷静：尽量使伤者平静下来，因为激动和恐慌可能会加速心跳，从而加重出血。

出血得到控制后，不要移动或去除已经施加的绷带或敷料，以免重新开始出血。

 8 **怎样判断伤口是否需要缝合？**

清创缝合是骨科急诊常见的操作。在出现开放性伤口时，为了控制出血、防止感染、提高愈合速度、恢复功能或减少瘢痕使伤口愈合后的外观更为整齐，往往需要进行清创缝合术。伤口是否需要缝合取决于以下因素：

（1）出血：如果伤口出血不止，可能需要专业处理或缝合。

（2）深度：伤口深到能看到肌肉、肌腱、骨或其他深层结构，通常需要缝合。

（3）长度：虽然没有绝对的长度标准，但一般长于 2 厘米的伤口可能需要缝合，特别是如果它们位于容易拉伸或移动的区域，如关节附近。

（4）位置：某些部位的伤口更容易张开或受到拉伸力。例如，手、关节、脸附近或其他移动部位的伤口可能更需要缝合。

（5）形状：撕裂、不规则或有多个锯齿状的伤口可能需要缝合。

（6）污染：伤口深部含有沙砾、玻璃、土壤或其他异物的伤口,应尽快清洗并由医生评估是否需要缝合。

（7）时间：一般伤口应在受伤后的 6～8 小时内进行缝合,但脸部的伤口在此时间后仍然可以缝合。时间越长,伤口感染风险就越大,因此不建议延迟缝合。

（8）功能和美观：特定部位（如脸部）或显眼位置的伤口,即使不太深,也可能由于功能或美观原因而选择缝合。

（9）动物咬伤：动物咬伤的伤口因感染等风险高,需要特殊的考虑,优先就近至设有动物咬伤专科门诊的医疗机构就诊。

最后,如果不确定伤口是否需要缝合,或者担心伤口的深度、污染、出血情况或其他并发症,最好立即寻求医疗建议。

9 什么时候需要打破伤风针?

口语中的打"破伤风针"一般是指外伤后肌肉注射破伤风免疫球蛋白。破伤风是一种由破伤风梭菌产生的毒素引起的严重疾病,患病后如果不积极治疗,其致死率接近 100%。破伤风梭菌常见于土壤、灰尘和动物粪便中。由于该细菌是厌氧菌,其感染的重要条件是局部形成"无氧气的环境",在一般表浅伤口中不易生长。

当有较深、复杂或泥土等污物污染的伤口,并且破伤风疫苗记录不清楚或不完整时,通常会推荐肌内注射破伤风免疫球蛋白以提供短期保护（一般认为有效期为 3～4 周）。这意味着它为体内提供了直接的抗体中和破伤风毒素,而不是通过破伤风疫苗刺激免疫系统产生自己的抗体。为了确保长期保护,患者通常还会被建议接受破伤风疫苗。

骨科急诊常见的建议注射破伤风免疫球蛋白的情况有:开放性骨折、足底钉刺伤、刀割伤、不明物体刺伤、摔跤后较深的泥沙污染创面、动物咬伤等。如果不确定自己是否需要打破伤风针,建议咨询医生或医疗机构。

10 骨筋膜室综合征为什么危急?

骨筋膜室综合征是一种由于筋膜室内压力升高导致组织灌注受限的情况。它通常发生在四肢,尤其是小腿和前臂,但也可能发生在其他部位。最常见的原因是外伤,如骨折、烧伤、严重的挤压伤或外科手术;其他可能的原因包括紧绷的敷料或石膏、动脉血栓或动脉瘤。骨筋膜室综合征的常见症状有:剧烈的疼痛,尤其是当受伤部位被拉伸或触摸时;肿胀;皮肤颜色苍白;感觉麻木;肌肉感觉紧绷;无法触及脉搏跳动;与筋膜室相关的部位功能受限等。骨筋膜室综合征是一个医疗急症,具体原因如下:

(1)缺血性组织损伤:由于筋膜是不可伸展的,当筋膜室内压力增加时,血液供应可能会受限,导致组织缺血。持续缺血可能导致组织坏死。

(2)永久性的神经损伤:增加的压力可能会损伤经过该筋膜

室的神经,导致永久性的感觉和运动障碍。

(3)肌肉功能损失:缺乏足够的血液供应可能导致肌肉损伤和功能丧失。

(4)肾功能受损:严重的筋膜室综合征可能导致大量肌肉组织损伤,释放肌红蛋白进入血液,可能导致肾功能障碍或急性肾衰竭。

(5)生命威胁:最严重的情况下,未经治疗的筋膜室综合征可能导致感染、休克和其他严重并发症,可能危及生命。

如果怀疑有筋膜室综合征,应立即寻求医疗帮助。对于轻度的筋膜室综合征,可以首先尝试非手术方法,如解除外部压力、抬高受伤的肢体等。急诊也经常施以筋膜切开术,即手术切开筋膜以释放压力。

虽然很难预防由外伤引起的筋膜室综合征,但可以通过一些方法来减少风险,如恰当的包扎或外固定确保敷料或石膏不太紧等。

11 骨创伤会导致脂肪栓塞综合征吗?

脂肪栓塞综合征是由骨折处释放的脂肪滴进入血流,随后塞住较小的血管而引起的一种临床综合征。骨创伤,尤其是长骨骨折,出现脂肪栓塞综合征的风险较高。脂肪栓塞综合征的症状通常没有特征性表现,在受伤后24~72小时内可能出现以下症状:

① 呼吸困难、低氧血症；② 神经系统症状，如意识模糊、昏迷、癫痫发作；③ 皮肤出现皮疹，特别是在胸部和颈部的瘀点；④ 心律不齐或心跳加快；⑤ 高热。脂肪栓塞综合征的诊断主要基于临床症状和体征，同时结合实验室检查和影像学检查。血气分析可能显示低氧血症，而 X 线和 CT 检查可能显示肺部改变。

目前没有特定的治疗方法来直接解决脂肪栓塞。治疗主要是支持性的，旨在维持呼吸和循环系统的功能，减轻症状，并预防并发症。在诊断脂肪栓塞综合征后，医生可能会推迟骨折手术，除非绝对必要。

脂肪栓塞综合征是一种严重的并发症。虽然不能完全预防，但及时并正确处理骨折，特别是长骨骨折，可以降低脂肪栓塞的风险。

12 骨创伤如何进行紧急止痛？

骨创伤可以引起剧烈的疼痛，因此快速有效的止痛对于患者来说是至关重要的。紧急止痛应该在保证患者安全的前提下进行。以下是骨创伤紧急止痛的一些建议：

（1）固定受伤部位：稳定和固定骨折或受伤部位可以防止进一步的移动，从而减少疼痛。这可以使用夹板、绷带或其他稳定设备来实现。

（2）冰敷：对于某些骨创伤，冰敷可以帮助缓解疼痛和肿胀。

注意不要直接将冰袋放在皮肤上，而应该用布包裹起来，每次冰敷不超过 20 分钟。

（3）非处方药物：非处方止痛药，如非甾体抗炎药（如布洛芬、对乙酰氨基酚）可以临时缓解疼痛。但在使用这些药物之前，确保阅读说明书并遵循推荐剂量。对于某些患者和某些情况，这些药物可能是禁用的。

（4）处方药物：对于严重的疼痛，可能需要处方止痛药。这些通常是阿片类药物，如吗啡。由于这些药物有潜在的副作用和成瘾风险，因此必须在医生的指导下使用。

（5）避免进一步的伤害：尽量避免在受伤部位施加压力或进行活动，以减少疼痛的加剧。

（6）寻求医疗帮助：对于严重的骨创伤或疼痛持续加重的情况，应尽快就医。医生可以评估伤害的严重程度，提供适当的止痛治疗，并决定是否需要进一步的治疗或手术。

（7）在处理骨创伤时，始终以患者的安全和舒适为优先。确保遵循适当的医疗建议，并避免使用可能对患者造成伤害的治疗方法。

13 挤压伤时没有骨折是不是就不严重？

挤压伤指的是身体某部位受到强烈压迫或挤压，如车祸、重物砸伤或压面机碾压伤等情况，导致组织受损的伤害。这种伤害可能仅涉及肌肉、皮肤和软组织，并没有导致骨折或关节损伤，能很快恢复。然而，严重的挤压伤也可能导致严重后果。

挤压伤的症状可能包括：疼痛、肿胀、淤血、皮肤损伤或撕裂，若没有及时处理，还可能出现感染迹象，如皮肤发红、发烫或流脓。在严重的挤压伤中，可能会出现感觉丧失或功能障碍。

对于轻微的挤压伤，休息、冰敷、抬高受伤部位通常能够促进快速痊愈。对于更严重的挤压伤，需要医学干预，如清创、缝合、抗生素治疗或其他治疗措施。

严重的挤压伤可能会导致组织坏死、感染、骨折、深部血肿、创伤性休克等并发症。另外，挤压伤还可能导致横纹肌溶解。受挤压的肌肉组织会迅速分解并释放肌红蛋白等物质到血液中，大量肌红蛋白进入肾脏会导致严重的肾损伤，使得尿量减少，出现深色（如茶色或可乐色）的肌红蛋白尿。最常见的治疗方法是大量液体治疗，以帮助稀释并将肌红蛋白排出体外。在某些情况下，可能需要进行透析治疗。

14 骨挫伤严重吗？

骨挫伤，也称为骨髓挫伤或骨髓水肿，是指骨髓内部由于撞击、扭伤、运动伤害、事故或跌倒所致的骨性损伤。与骨折不同，骨挫伤不涉及骨的完整性损坏，但仍然是一种痛苦的骨损伤。症状可能包括局部疼痛、肿胀和活动受限。与软组织损伤不同，骨挫伤可能需要更长的时间来愈合。

骨挫伤的诊断可能比较困难,因为常规的 X 线或 CT 检查无法明确显示。MRI 检查是诊断骨挫伤的首选方法,它通过显示水肿高信号米揭示骨髓内部的损伤。治疗骨挫伤通常包括休息、冰敷、使用抗炎药、进行物理治疗和避免加重伤势的活动。骨挫伤需要时间才能完全恢复。一般来说,轻微的骨挫伤可能在几周内恢复,而更严重的伤害可能需要 2～3 个月,甚至更长时间。预防骨挫伤的方法包括适当的热身和冷却、佩戴合适的防护设备及避免危险的活动或动作。

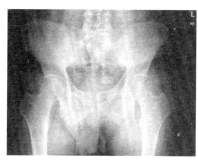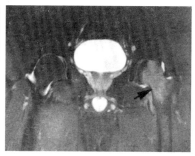

左图:X 线片示无骨折表现;右图:MRI 示左股骨头、颈部高信号

15 为什么有时受伤后不会马上在 X 线片上看到骨折?

在某些情况下,X 线片在初始受伤后可能不会显示出骨折,这可能有几个原因:① 有些骨折,如应力骨折或裂纹骨折,可能非常细小,初始的 X 线片可能无法检测到。② 有时骨折发生在

X线片难以"看到"的位置,尤其是在复杂的骨骼结构如骨盆、脊柱或腕骨中。③ 成像角度问题。X线片是二维图像,而骨折可能需要特定的角度才能看到。如果成像时的角度不对,骨折可能就不明显。④ 骨折线与X射线平行。如果骨折线恰好与X射线平行,它可能就不会在X线片上产生足够的对比度来被检测出来。⑤ 软骨损伤或小骨折。在儿童或青少年中,软骨损伤或生长板(骺板)损伤可能不会在X线片上清晰显示。

如果怀疑有骨折但初步X线片未能证实,建议:① 复查X线,一段时间后重新拍摄X线片,因为有时骨折可能在几天到一周后随着愈合过程开始而变得更加明显。② 使用其他成像技术,如MRI或CT,可以提供更详细的图像,有助于揭示难以察觉的骨折。

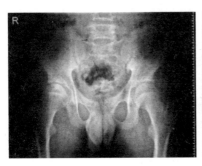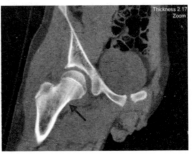

左图:X线片显示股骨颈骨折不清晰;右图:CT清晰地显示骨折线

16 石膏、夹板、支具,如何选择?

石膏、夹板和支具都可以用于固定患肢,尤其是在四肢骨折或者是局部肌肉韧带扭伤时，它们能够限制活动、减轻疼痛并促进伤处的修复。三者各有优缺点。

（1）石膏：可按受伤部位任意塑形，固定切实牢靠，在不稳定的骨折中首选石膏外固定。高分子石膏还具有轻便、透气和不易折断变形等优势。但是石膏制作和拆卸都较烦琐，定型后无法根据肿胀消退程度动态调整石膏的大小，传统的熟石膏还有不透气、质脆、撞击后容易碎裂等缺点。

（2）夹板：优势在于比较轻便、透气性好，适用于手指和足趾骨折的固定，对于四肢长骨干的骨折固定也比较方便，夹板对患肢活动影响相对较小，拆卸比较方便。但是舒适度较差，固定不够牢靠，容易松动。

（3）支具：相对比较轻，并且透气性较好，能够减少皮肤瘙痒及局部皮肤不适的情况。大部分支具还能够调整大小，在局部肿胀消退后，可以通过松紧带、魔术贴或者充放气进行动态调整。但是有的支具固定效果不如石膏牢靠，并且依从性差的患者可能会违反医嘱自行脱卸，影响损伤愈合。

具体选择往往要根据损伤的情况，结合上述优缺点，由医生做出判断。

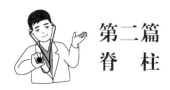

第二篇
脊　柱

17 颈椎外伤的急救要点有哪些?

颈椎外伤是非常严重的伤害,需要即时并且正确的急救措施以减少潜在的危害,特别是避免造成神经损伤或永久性伤害。以下是颈椎外伤的急救措施:

(1)确保现场安全:避免受伤者和救助者再次受伤。

(2)立即拨打"120"急救电话:不要移动受伤者,除非伤者处于直接的危险之中,否则不要尝试移动他们,错误的移动可能加重伤势。

(3)稳定颈部:使用双手轻轻固定受伤者的头部,确保头部与身体保持在同一直线,防止其左右或上下移动。

(4)避免移除头盔:如果受伤者佩戴头盔,除非绝对必要,否则不要尝试移除。

(5)鼓励伤者保持静止:告诉伤者不要移动,保持平静,等待专业医疗人员到来。

(6)监测生命体征:密切关注伤者的呼吸和意识状态。如果伤者停止呼吸或失去意识,可能需要进行心肺复苏,但在进行之前务必确保颈部稳定。

（7）禁食禁饮：避免给受伤者吃或喝任何东西，以防需要进行紧急手术。

18 落枕了怎么办?

如果在睡眠后醒来时感觉颈部疼痛、僵硬和活动受限，首先考虑落枕。落枕是许多人都可能遇到的一种常见问题，其原因主要有：① 不良的睡眠姿势，长时间维持一个颈部扭曲或不自然的姿势可能导致肌肉痉挛。② 枕头不合适，枕头过高或过低都可能导致颈部受到异常的压力。③ 睡眠环境过于寒冷，如在有风或空调直吹的地方睡觉，可能导致颈部受凉。

（1）典型症状：① 颈部突然出现疼痛，并可能伴随着头痛；② 转动或倾斜头部时疼痛加重；③ 颈部和肩膀的肌肉感到紧张和僵硬。

（2）治疗方法：① 对于颈部肌肉痉挛，可以使用热水袋进行热敷，有助于缓解疼痛；② 轻柔地按摩疼痛区域，有助于放松肌肉和增加血液循环；③ 药物对症处理，在医生的建议下使用止痛药或肌肉松弛药。

（3）预防措施：① 选择合适的枕头，使颈部保持自然弯曲；② 避免直吹冷风，睡眠时避免正对窗口或调低空调；③ 定期做颈部运动，增强颈部肌肉的力量和柔韧性。

如果伴有上肢放射痛、手指麻木，甚至没有力气抬胳膊，则提示可能有颈椎问题，务必及时就医。

19 肩背部痛、手指麻木和颈椎有关吗？

支配上肢感觉和活动的神经是从颈部发出的，肩背部向上肢放射痛、手指麻木可能是颈部的神经根部受到压迫或刺激所致。这种情况下首先考虑神经根型颈椎病。常见原因包括颈椎间盘突出、颈椎骨折、骨赘形成、韧带增厚或肥大等。

（1）典型症状：① 颈部疼痛，肩膀、手臂、手指的疼痛、麻木或刺痛；② 手臂或手的肌肉无力；③ 颈部活动受限。手法垂直牵引后症状可明显减轻。

（2）治疗方法：保守治疗包括物理治疗、药物治疗（如非甾体抗炎药、肌肉松弛药）。在保守治疗无效或症状加重的情况下，可能需要进行手术，如颈椎间盘切除术或颈椎融合术。

（3）预防措施：保持良好的颈部姿势、定期进行颈部锻炼和伸展、使用合适的枕头和床垫、避免长时间保持同一姿势，都可以帮助预防神经根型颈椎病。

20 什么是挥鞭样损伤？ 如何急救处理？

挥鞭样损伤，即颈椎过伸伤，是指身体剧烈加速或减速时头部的运动不同步,导致颈椎连续过度摆动屈伸,从而引起的脊髓和颈部软组织损伤。常见的场景有：交通事故,尤其是追尾碰撞;体育活动,如橄榄球、冰球等可能导致头部受到撞击的运动;跌倒或其他意外伤害。

（1）典型症状：① 颈肩部、上背部疼痛和僵硬;② 头痛,尤其是后脑勺;③ 手臂和手的麻木或刺痛;④ 颈部活动受限;⑤ 疲劳、眩晕、噪声不耐受或视觉问题。症状可能会在几小时或几天内逐渐出现。

（2）急救处理：① 稳定颈部,避免不必要的颈部移动,尤其是如果疼痛很严重或怀疑有骨折的风险。可以使用颈部支撑器或其他物品(如毛巾或衣物)来固定和支撑颈部。② 避免按摩,不要尝试按摩疼痛区域,这可能会加重伤害。③ 寻求医疗帮助,如果出现严重疼痛、麻木、刺痛或任何其他异常症状,应该立即就医。④ 冰敷,在伤害初期,可以使用冰袋在颈部疼痛区域冰敷 15～20 分钟,每 1～2 小时冰敷一次。冰敷可以帮助减少肿胀和缓解疼痛。

（3）预防措施：在驾驶时扣好安全带。保持车辆头枕在正确的位置,即与头部的中部对齐。在参与体育活动时,使用适当的防护设备。

21 胸腰椎压缩性骨折怎么办？

压缩性骨折是指椎体在垂直方向上受到压力而导致的骨折。

这种骨折常常是由于跌倒、重物压迫或骨质疏松症引起的。如果出现疑似胸腰椎压缩性骨折，应立即停止活动并保持静止，避免进一步的损伤。同时拨打"120"急救电话，这是非常重要的，因为胸腰椎压缩性骨折可能会损伤到脊髓，导致严重的并发症。医生可能会开处方镇痛药来控制疼痛。根据骨折的严重程度，可能需要卧床休息或使用背部支具支撑。对于严重的骨折或者对于传统治疗无效的骨折，可能需要手术。

22 腰肌劳损可防可治吗?

腰肌劳损，又称腰肌损伤或腰肌扭伤，是指腰部肌肉或韧带由于过度使用、过度拉伸或受到外力冲击而导致的损伤。这种疾病在生活和工作中是比较常见的。

（1）预防措施：① 保持正确的姿势，无论是坐、站，还是走，都要保持正确的身体姿势。并避免长时间保持同一姿势。② 定期进行锻炼，特别是增强核心肌群的锻炼，如仰卧起坐、普拉提等，可以帮助增强腰部和腹部肌肉，从而减少腰肌劳损的风险。③ 提物姿势要正确，提起重物时，蹲下身体，用双腿的力量而非腰部力量提物。④ 避免进行重复性运动，因为长时间做同一动作可能导致腰部肌肉劳损，需要定时休息和调整。⑤ 使用支撑工具，如坐垫、腰带等，可以在需要时为腰部提供支撑。

（2）治疗方法：① 休息。初期应避免做任何可能加重损伤的活动。有时需要腰托外固定辅助稳定腰部。② 采用冰敷和热敷。伤后的第一个 48 小时，可使用冰敷来减少炎症和肿胀；之后可使用热敷来放松肌肉并促进血液循环。③ 运动疗法。可以在医生的指导下进行特定的锻炼，恢复肌肉功能并增强肌肉的力量。④ 药物治疗。可以使用非处方的抗炎药或镇痛药，如布洛芬等来缓解

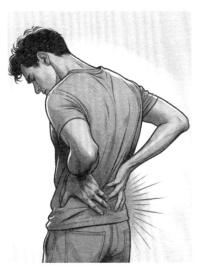

腰痛

疼痛和炎症。⑤ 按摩和手法治疗。按摩和手法治疗有助于放松紧张的肌肉和提高血液循环。

特别注意，如果腰痛持续存在或者伴随其他症状，如下肢麻木、排尿困难等，应立即就医以排除其他可能的原因。

23 坐骨神经痛如何缓解症状？

坐骨神经痛是由坐骨神经受到压迫或刺激而导致的。症状通常表现为从臀部到腿的放射性疼痛。缓解症状的方法有：① 冰敷与热敷。冰敷可以帮助收缩血管，减轻疼痛和肿胀，而热敷有助于放松和舒缓紧张的肌肉。刚开始发病时，可以先使用冰

敷,然后转为热敷。② 适当的伸展运动。有些伸展运动可以帮助缓解坐骨神经的压迫和疼痛,如盆腔倾斜、腿部伸展等。但最好在物理治疗师的指导下进行。③ 避免长时间同一姿势。长时间坐着或站立都可能加重症状。定期调整姿势或起身走动。④ 使用坐垫或专用坐垫。这有助于分散坐骨上的压力。⑤ 镇痛药。如布洛芬,可以帮助减少疼痛和肿胀。在使用药物前应咨询医生。

对于那些因为椎间盘突出或椎管狭窄等原因导致的严重坐骨神经痛,外科手术可能是一种选择。此外,对于一些人来说,脊椎牵引、针灸和按摩等方法可能有助于缓解疼痛。减轻体重、保持正确的姿势、定期运动的生活方式和自我管理对预防该病有重要意义。

24 令人坐立不安的骶尾骨骨折如何缓解症状?

骶尾骨骨折是指尾骨或骶骨发生的骨折,常常是由于摔倒、外伤或者分娩所引起。患者会感受到疼痛、坐立困难等。以下是一些缓解骶尾骨骨折症状的建议:① 休息。休息是治疗尾骨骨折的首要措施。避免做可能加重疼痛的活动,如长时间坐立。② 冰敷与热敷。在受伤的最初48小时内,可以使用冰敷来减轻肿胀和疼痛。48小时后,如果肿胀已经减少,可以使用热敷来促进血液循环和缓解肌肉痉挛。③ 使用坐垫。使用特殊的环形坐垫,有助于减少坐下时尾骨上的压力。④ 避免长时间坐立。如果需要坐立,请确保每隔一段时间起身走动,以减少尾骨上的压力。⑤ 服用镇痛药。非处方镇痛药,如布洛芬,可以帮助减少疼痛和肿胀。但是在使用任何药物之前,最好先咨询医生。⑥ 局部封闭治疗。在某些情况下,为骶尾骨注射皮质类固醇可以帮助减轻疼痛。⑦ 外科手术。对于严重的骨折或长时间无法缓解的症状,外科手术可能是一个选择,但这是最后的治疗选择。

25 脊柱损伤的搬运要点有哪些?

脊柱损伤是一种非常严重的伤害,错误的处理和移动可能导致永久性的神经损伤、麻痹,甚至死亡。因此,正确的搬运和移动脊柱受伤者是至关重要的。以下是脊柱损伤的搬运要点:

(1) 不要移动伤者:除非必须这么做。在确保场景安全、避免进一步伤害之前,尽量不要移动受伤者。

(2) 稳定脊柱:如果需要移动伤者,首先稳定其颈部和背部。可以使用手、衣物或其他物体来稳定伤者的头部,使其与脊柱保持在一条直线上。

(3) 使用硬质担架搬运:如果可能的话,使用硬质担架或脊柱板进行移动,这可以为脊柱提供支撑。

(4) 使用正确的技术:最好有多人协助,同步地、缓慢地、小心地移动受伤者。确保始终稳定伤者的头部和脊柱。

(5) 横向移动:如果需要将伤者从地面移至担架,使用"滚动"技巧,确保头部、颈部和脊柱始终保持在同一平面上。

（6）固定受伤者：一旦伤者在担架或脊柱板上,使用绷带或其他适当的工具固定他们,确保在转运过程中伤者的位置稳定。

（7）避免折曲或扭转：移动伤者时,避免使其脊柱产生任何不必要的折曲或扭转。

（8）如果伤者佩戴头盔,不要轻易移除：除非头盔有明显的障碍或不能稳定伤者的头部,否则应保持头盔固定。

（9）始终保持与伤者的沟通：确保他们了解即将发生的事情,并密切注意他们的症状或任何变化。

（10）速度与稳定性的平衡：救助伤者虽然可能需要迅速行动,但稳定性和避免进一步损伤是关键。

处理脊柱损伤时,最重要的是首先稳定受伤者,确保不会进一步损伤脊髓。脊柱损伤是紧急医疗状况,因此任何疑似脊柱损伤的情况都应立即由医生进行评估和处理。

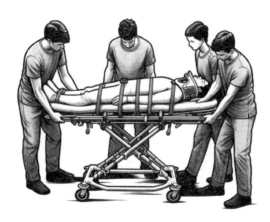

脊柱损伤的正确搬运方法

第三篇
肩部和上臂

26 肩部骨折的急救处理要点有哪些?

肩部骨折,包括锁骨骨折、肱骨近端骨折、肩胛骨骨折,是运动伤害或车祸中常见的骨折。正确的急救处理至关重要,以减少疼痛、预防进一步的伤害,并为后续治疗做好准备。肩部骨折的急救处理要点:

(1)稳定骨折部位:使用一个三角巾或任何其他适当的材料制成一个前臂吊带,用以支撑受伤的手臂,减少骨折两端的移动,减轻疼痛。

(2)呼叫紧急救援:如果伤势看起来严重,应立即拨打"120"急救电话寻求医疗救助。

(3)不要尝试复位:未经培训的人复位骨折可能会导致进一步的伤害。

(4)提供心理支持:鼓励伤者保持冷静,尤其是对小孩或明显受惊的患者。

(5)禁食禁饮:受伤者应该空腹,以备急诊手术。

27 锁骨骨折可以保守治疗吗?

当锁骨骨折断端相对位置良好,特别是中段骨折,没有明显错位的情况下可以尝试采用保守治疗。

具体措施:① 使用吊臂带。保守治疗的一部分是使用前臂吊带或三角巾来支撑和固定受伤的手臂,这有助于减轻疼痛并支撑骨折部位。② 限制活动。在骨折愈合期间,限制上肢和肩部的活动是很重要的,以避免进一步的伤害。③ 物理治疗。当疼痛和肿胀减轻后,建议进行物理治疗。物理治疗可以帮助恢复关节活动度,增强肌肉,并减少僵硬。④ 锁骨固定带的使用。有时候骨折错位可由医生尝试局部麻醉后进行骨折复位,再用锁骨固定带进行外固定。

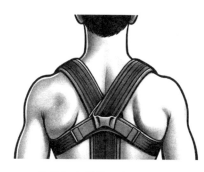

锁骨固定带的正确使用方法

28 锁骨骨折在什么情况下需要手术?

锁骨骨折是否需要手术取决于多种因素,包括骨折的类型、位置和严重程度,以及患者的年龄、健康状况和生活方式。以下是一些需要手术的情况:① 骨折的两端明显错位,无法通过非手术方法对齐时。② 开放性骨折。当骨折穿破皮肤,暴露在外时,有感染的风险。③ 关键结构受影响。如果骨折威胁到附近的关键结构,如血管、神经或肺部。④ 复合骨折。当锁骨断裂成多块时,手术可能更容易确保恰当的骨折对齐和愈合。⑤ 无法通过保守治疗愈合,经过几周的保守治疗,骨折仍然没有显示出愈合的迹象。⑥ 骨折与关节的关系,如果骨折接近或涉及锁骨的任一端(与胸骨或肩胛骨的关节),需要手术来确保恢复正常的关节功能。⑦ 短缩骨折。在某些情况下,如果骨折端之间有明显的短缩,可能会考虑手术,特别是在年轻、活跃的患者中。

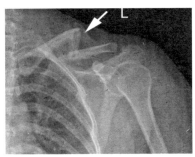 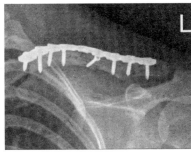

左图:锁骨骨折明显错位;右图:手术复位内固定

29 如何使用简易的前臂悬吊固定?

受伤后用三角巾、围巾或丝巾进行前臂悬吊,目的是限制前臂的移动,减轻肩部、上臂或前臂的疼痛,防止进一步的伤害。进行悬吊时,受伤的手臂应该大致弯曲成一个直角,并紧贴身体。

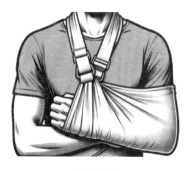

前臂悬吊

将三角巾的长边对齐受伤手臂的腰侧。把三角巾的两端放在背后交叉，然后带到前面并在健侧肩膀上打结。确保受伤的手臂被稳定支撑，并且不会摆动。注意事项：避免将带子绑得过紧，以免影响血液循环。定期检查手指的颜色、温度和感觉，以确保血液循环不受阻碍。如果感到麻木、刺痛或手指变冷，应该重新调整带子，并及时就医。

30 掰手腕时为何"大力出悲剧"？

在掰手腕比赛中，使用瞬时爆发力和快速扭动的动作有可能导致肱骨（上臂的长骨）发生螺旋形骨折。掰手腕不仅涉及手腕部肌肉，还涉及前臂屈肌、肱二头肌、肱桡肌、肱三头肌等前臂、上臂的肌肉。特别是在双方势均力敌或即将决出胜负时，此时骨骼承受着巨大的旋转暴力。如果力量超出承受范围，就可能导致骨折。此外，前臂的桡骨、尺骨、腕骨、韧带和肌腱都可能在掰手腕时受到不同程度的损伤。在参与掰手腕之前，学习和练习正确的技巧非常重要，错误的姿势和技术是受伤的主要原因之一。掰手腕风险高，尤其是对于青少年，其骨骼尚未完全发育，以及对于老年人，可能存在骨质疏松或骨量减少，导致骨骼脆弱。因此，切不可逞强好胜，以免酿成悲剧。

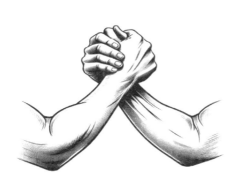
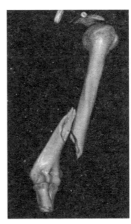

掰手腕致肱骨螺旋形骨折

31 肱骨干骨折为何手部麻木？

　　肱骨干骨折导致手部麻木的原因主要与神经损伤有关。在

肱骨附近，存在几条主要的
神经，包括桡神经、尺神经
和正中神经。肱骨干骨折
可能会直接损伤这些神经，
或因骨折时骨片的移位压
迫神经，从而造成手部感觉
和（或）运动功能障碍。具
体来说，肱骨干上有一条内

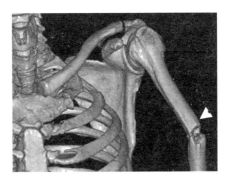

一例伴桡神经损伤的肱骨骨折
（箭头所指为桡神经沟）

33

上向外下走行的桡神经沟,桡神经在这段区域紧贴肱骨走行,骨折时可能会直接刺伤桡神经,或者因错位牵拉导致神经受伤,进而造成手部麻木、手腕下垂无法伸直的情况。此外,骨折可能会引起周围组织的肿胀或形成血肿,增加局部压力,从而影响手部的血液循环,引起手部的麻木感。

32 怎么判断肩关节是否脱位?

肩关节脱位通常是由外伤引起的,如摔倒或直接撞击。症状包括剧烈的疼痛、关节周围的肿胀或淤血、肩部形状的明显改变或异常,以及活动受限。在某些情况下,患者可能会看到或感觉到肩部的凸起,这是因为关节脱位。此外,肩部脱位还可能伴随有肩关节周围神经或血管的损伤,表现为手臂的麻木、刺痛或颜

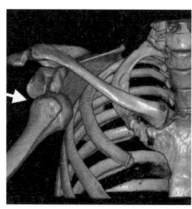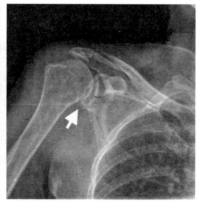

左图:肩关节脱位;右图:手法牵引顺利复位

色变化。任何疑似关节脱位的情况都应立即视为紧急情况，并寻求医疗帮助，如前往医院急诊科。避免进一步的活动或尝试自行复位。在得到医疗干预之前，可以为受伤的手臂制作临时吊带，以限制移动并提供支撑。

33 为什么有些肩关节脱位要在麻醉状态下才能复位？

（1）疼痛感：肩关节脱位伴随的剧烈疼痛可能使患者无法放松，进而阻碍了复位过程。麻醉可以减轻疼痛，使患者更容易放松，有助于医生进行复位。

（2）肌肉痉挛：脱位时，周围的肌肉可能会发生痉挛，以防止关节的进一步移动并保护受伤的部位。这种痉挛可能导致肌肉僵硬，增加复位所需的力量，并可能导致更多的疼痛。

（3）复位困难：某些类型的脱位（如伴有 Hill-Sachs 损伤）由于解剖结构的复杂性而难以复位。在这些情况下，麻醉可以提供充分的肌肉松弛，以便进行复位。

（4）关节或软组织损伤：麻醉下可减少周围软组织（如肌腱、韧带）的进一步损伤。

在局部或全身麻醉下进行复位可以确保操作顺利进行，减少患者的不适，并且在整个过程中医生可以更精确地操控肢体。

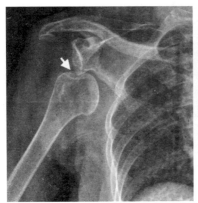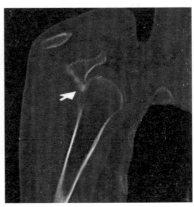

肩关节脱位伴 Hill-Sachs 损伤

34 复发性肩关节脱位的原因是什么？ 如何防治？

复发性肩关节脱位是指肩关节在初次脱位后再次发生脱位的情况。这种情况通常由多种因素引起，主要涉及解剖学和生物力学因素。

（1）解剖结构损伤：初次脱位可能会造成肩袖、盂唇或骨折损伤，过度牵张可致关节囊、韧带松弛，肩关节的稳定性降低，关节更易再次脱位。

（2）肌肉力量不足：肩关节周围的肌肉（特别是肩袖肌群）如果力量不足或者协调性差，也会降低肩关节的稳定性。

（3）个人习惯和活动：参与冲击性或者需要频繁过度活动肩关节的运动，如足球、羽毛球等，也会增加肩关节脱位的风险。

预防和治疗复发性肩关节脱位的方法主要包括以下几个方

面：① 可以通过加强肩关节周围肌肉的力量和协调性；② 使用专门的支具来限制过度活动；③ 避免参与高风险的活动以预防肩关节再次脱位。对于频繁发生脱位的患者，特别是存在明显解剖结构损伤的患者，可能需要手术治疗，如关节镜下或开放的Bankart修复术或肩关节囊缩紧术。

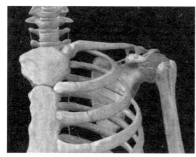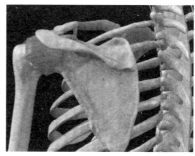

左图：肩关节囊前面观；右图：肩关节囊后面观

35 肱骨大结节撕脱性骨折可以保守治疗吗？

肱骨大结节撕脱性骨折是涉及肩关节附着点的一种骨折类型，尤其是涉及肩袖肌群的附着点。这种类型的骨折可以是完全性的，也可以是部分性的，其严重程度不同，因此治疗方式也会有所不同。保守治疗可能适用于以下情况：

（1）无移位骨折：即没有明显移位或移位很小的情况。

（2）稳定性骨折：指骨折片在肩部活动时保持稳定，不会进一步移位。

（3）老年或低需求患者：对于活动量不大，对肩关节功能要求不高的患者，或那些有其他基础疾病、不能承受手术风险的患者，保守治疗是一个可选项。

保守治疗的目标是在不影响肩关节功能的情况下促进骨折愈合。通常的治疗过程包括一段时间的肢体休息和固定，然后是逐渐增加的活动范围锻炼和肌肉强化训练。

36 肩部痛到"怀疑人生"的罪魁祸首是什么？

没有外伤的情况下，突然出现肩膀剧痛、手臂无法抬起，很多人会选择熬到天亮再来医院。如果实在太痛了顶不住，才会来急诊。这是骨科急诊半夜常见的患者陈述。这种剧痛往往是难以忍受的，最可能是钙化性肌腱炎所致，常见于肩部，也可出现在髋部、肘部等部位。该疾病的本质是钙质沉积在肌腱及其走行区域周围，影响了肌腱的滑动。发生原因大多数是长期重复性较小外力冲击、牵拉或微创伤。

（1）典型症状：肩部剧痛，活动受限，夜间疼痛加重。疼痛可有缓解，但容易复发。

（2）治疗方法：如果疼痛较轻，多数患者经过休息、制动，以及口服非甾体抗炎药后可缓解。如果症状无法缓解或者反复发作，可能需要肩关节镜手术。

（3）预防措施：定期的肩部锻炼和伸展，避免长时间的重复性肩部活动是预防的关键。

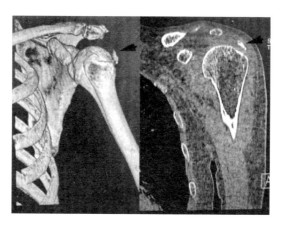

左图：肩部钙化性肌腱炎 CT 三维重建；右图：冠状位二维重建

37 肩部拉伤如何快速恢复？

肩部拉伤是肌肉或肌腱受到过度伸展或小的撕裂所致。快速恢复需要遵循以下步骤：

（1）冰敷：伤害发生后的首 24～48 小时，使用冰块或冰敷包每次敷 20 分钟，每隔 1～2 小时敷一次。这有助于减轻炎症和肿胀。记得不要直接将冰放在皮肤上。

（2）休息：为了避免进一步的伤害，应当避免使用受伤的肩部。可能需要几天到几周的休息，休息时间取决于伤害的严重性。

（3）轻微的拉伸：一旦疼痛和肿胀减少，可以开始轻微的拉伸活动，以保持关节的灵活性。要确保拉伸是温和的，避免引起疼痛。

（4）强化训练：随着伤势的恢复，可增加针对肩部的强化运动以帮助增强肌肉，预防未来的伤害。

（5）避免再次伤害：在完全恢复之前，避免重复或过度使用受伤的肩部。如果伤势没有逐渐好转或疼痛等症状加剧，应及时到医院面诊。

38 肩部突然疼痛的原因可能有哪些？

肩部疼痛可能由多种原因引起。常见的包括肌肉或肌腱拉伤，尤其是在运动员或经常进行重复活动的人群中。另外，肩峰下撞击综合征、肌腱炎、关节囊炎或冻结肩等炎症性疾病也可能导致疼痛。肩关节脱位或骨折，特别是由于跌倒或外伤引起，会导致突然且剧烈的疼痛。更为严重的是，某些心脏疾病，如心肌梗死，可能引起放射性疼痛，影响肩部。老年人则可能因退行性关节炎或骨折而感到疼痛。最后，一些神经问题，如颈椎间盘突出，也可能导致肩部疼痛。

39 如何分辨肩痛是否与心脏疾病有关？

心脏疾病引起心前区疼痛放射到肩膀称为心源性肩痛。心源性肩痛常表现为压迫性、闷痛或烧灼感，往往还伴有胸部的疼痛或不适、出汗、恶心、呕吐、气短或晕厥感。疼痛可能放射到左臂、颈部或下颌。与普通肩部疼痛不同,心源性肩痛不会因手部活动或触摸而加剧。任何疑似心脏病的疼痛都应当作为紧急情况进行处理,应立即呼叫救援或尽快就医。

第四篇
肘　部

40 肘部骨折的急救要点有哪些？

　　肘部骨折是一种常见的急症，可以涉及肱骨远端、尺骨近端或桡骨近端的任何一部分。急救处理非常重要，可以帮助减少并发症并提高治疗效果。以下是一些关键的急救措施。

　　① 保持冷静，呼叫求助；② 不要尝试活动受伤的肘部，避免加剧损伤或导致其他并发症；③ 使用夹板或木条等其他可用物品固定肘部，一般来说肘部应该固定在疼痛最轻的自然位置，通常为肘部略微弯曲；④ 如果有开放性骨折伴有出血，请对出血点施加压力来控制出血，但不要直接对骨折部位施压；⑤ 检查手指的色泽、温度及是否有感觉或运动能力的丧失，确保固定后的夹板没有压迫血管，导致肢体末端循环受阻；⑥ 不要尝试自行复位骨折，因为这可能导致更严重的损伤，包括血管、神经或软组织的伤害；⑦ 开放性骨折可能需要进行紧急手术治疗，应避免饮食；⑧ 等待医疗救援或情况允许时自行前往医疗机构。

41 肘关节恐怖三联征为何"恐怖"？

肘关节恐怖三联征是由于高能量的跌倒或直接撞击造成的一种严重的肘部损伤,存在肘关节后脱位,同时伴有桡骨头和尺骨冠状突骨折,是急须治疗的医疗紧急情况。由于骨折脱位伴随关节周围韧带严重受损,导致肘关节严重不稳定。其"恐怖"之处在于:

(1)治疗困难:三种损伤同时发生在一个关节,增加了治疗的复杂度。

(2)恢复期长:这种伤害可能导致严重的稳定性丧失,需要复杂的手术治疗,并且即使治疗得当,恢复过程也往往很长且困难。

(3)后遗症多:存在永久性功能损害的风险,包括活动受限、疼痛或关节不稳定。

治疗肘关节恐怖三联征需要综合考虑骨折复位、关节稳定性重建及早期关节活动,以尽可能恢复关节功能。患者需要长期的物理治疗,在一些病例中,肘关节可能无法完全恢复到受伤前的功能水平。

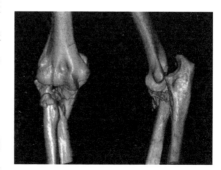

肘关节恐怖三联征

什么是网球肘?

网球肘(肱骨外上髁炎)是由于重复性运动或活动,特别是手腕的伸展和旋转,导致的前臂伸肌与肱骨外上髁连接处的无菌性疾病,其实质是肌腱组织的退行性改变。虽然这种情况常见于打网球的人,但其实任何过度使用前臂和手的人都可能发病。

(1)典型症状:① 肘部外侧的疼痛,特别是握东西或摇手时;② 疼痛可能放射到前臂和手背;③ 握力减弱;④ 长时间不活动后,肘部可能会变得僵硬。

(2)治疗方法:① 休息和避免过度使用;② 适当热敷以减少炎症;③ 使用非处方镇痛药,如布洛芬;④ 物理治疗,如超声波、按摩和伸展练习;⑤ 穿戴肘关节护套或支撑带。若保守治疗无效,则需要打封闭针,即皮质类固醇注射。在少数情况下,可能需要手术。

(3)预防措施:① 使用合适的装备和正确的技术;② 增加肘部和前臂的肌肉力量和灵活性;③ 避免过度使用;④ 逐渐增加新活动的强度和频率。

 高尔夫球肘只"垂青"高尔夫运动员吗?

高尔夫球肘(肱骨内上髁炎)又称投球者肘或投掷肘,是一种肘部内侧过度使用所致的肱骨内上髁无菌性炎症。肱骨内上髁区域是前臂肌肉的肌腱附着在肱骨上的地方。尽管这种情况以高尔夫球运动员常见的伤害命名,但它可以影响任何经常进行握持、扭转的人。

（1）典型症状：① 肘内侧出现疼痛和触痛,特别是肱骨内上髁区域,疼痛可放射到前臂;② 抓握物品或手腕屈曲时疼痛加剧;③ 在晨起或长时间不活动之后,疼痛可能会变得更加明显。

（2）治疗方法：① 休息和避免做引起疼痛的活动;② 热敷以减轻炎症和疼痛;③ 使用非甾体抗炎药以缓解疼痛和炎症。④ 进行物理治疗,包括伸展和加强训练。在某些情况下可能需要固定或支具以限制运动。

（3）预防措施：① 适当的热身;② 加强相关肌肉的锻炼;③ 改善技术以减少应力和避免过度使用。

44 桡骨头脱位和桡骨小头半脱位的处理方法有何不同?

桡骨头脱位和桡骨小头半脱位是指桡骨近端（近肘部）与肱骨和尺骨正常关节对接发生错位,可能伴随肘部骨折。

（1）桡骨头脱位：通常是由于直接的外力冲击,如跌倒时手臂伸直受力,导致桡骨头从其在肘关节中的正常位置移位。这种情况可能伴有其他损伤,如肱骨骨折,特别是在儿童中。桡骨头脱位需要及时的医疗评估和适当的治疗,可能包括手法复位或者手术。

（2）桡骨小头半脱位：也称为保姆肘或牵拉肘，通常见于幼儿。由于幼儿的韧带较为松弛，成人突然或用力拉拽孩子的手臂时，环状韧带可能卡压在关节间隙中，从而导致桡骨小头半脱位。通常一个简单的手法复位技术可以迅速缓解症状，恢复肘关节功能。

对于这两种情况，在完成复位后，都应该进行随访和观察，以确保恢复正常功能，没有进一步的问题。特别是对儿童来说，大多数经历了桡骨小头半脱位的患儿在经过适当处理后能迅速恢复，而无须进一步的治疗。然而，在某些桡骨头脱位的情况下，可能需要采取额外的措施来稳定肘关节，防止未来发生类似的脱位。

45 尺骨鹰嘴滑囊炎是感染吗？

不一定是。尺骨鹰嘴滑囊炎是指肘部的尺骨鹰嘴区域的滑囊（一种小袋子，其内含起润滑作用的滑液，可以减少肌腱、韧带和骨骼之间的摩擦）发生炎症的状况。大部分为无菌性炎症，部分也会伴有感染。

尺骨鹰嘴是肘背部骨性突起，皮外可轻易摸到。位于肘关节的小指侧，是尺骨的一部分。滑囊炎一般是由于局部反复的外伤或压迫造成的，也可能与关节炎、感染、长时间的肘部压力或者其他系统性疾病（如痛风或风湿性关节炎）有关。职业习惯，如长时间用手肘撑桌,或是某些运动,如摔跤和体操中的不断地摔打和压迫手肘,都可能导致尺骨鹰嘴滑囊炎。

(1)典型症状:① 肘部内侧肿胀;② 当压迫或活动时,感觉疼痛或不适;③ 触摸肿胀区域时可能感到柔软或有皮肤温度升高的感觉;④ 严重时可能限制了肘关节的活动。

(2)治疗方法:包括休息、冰敷、使用非甾体抗炎药。在一些情况下可能需要局部打封闭针来减少炎症。如果滑囊内发生感染,则需要抗生素治疗。在极少数情况下,如果保守治疗无效,可能需要手术治疗。

46 肘部撞击后为何小指和无名指有触电感麻木?

在肘关节后内侧可以摸到两个骨性凸起,即肱骨内上髁与尺骨鹰嘴,两者之间有一个窄而深的弧形骨沟——尺神经沟,里面可以触摸到一质韧索条状结构,即尺神经。尺神经支配手部尺侧一个半手指(小指和无名指尺侧)的感觉,并支配无名指、小指的指深屈肌腱和大部分手内在肌。当撞击肘部时,尺神经容易受到激惹,出现小指和无名指触电感麻木,甚至感觉疼痛。

尺神经沟也是尺神经最常被卡压的地方,这种情况有时也被称为肘管综合征。尺神经卡压的症状可能包括:手臂、手腕、手指(尤其是小指和无名指)的麻木或刺痛感,手和手指的无力,卡压严重或长期未治疗时手部肌肉(尤其是手掌的肌肉)萎缩,手部的精细运动受到影响,比如难以扣纽扣或写字。

治疗尺神经卡压可能包括:改变手臂的使用习惯来减少压力,尤其是避免长时间弯曲肘部;使用夜间支具或护套来保持肘部在夜间伸直;物理治疗;使用非甾体抗炎药;有时需要手术来减轻尺神经的压迫。

47 肘关节疼痛和颈部问题有关系吗?

可能有关系。这种情况常见的是颈椎的退行性病变或颈椎间盘突出造成颈椎神经根受压,导致疼痛沿神经的走行路径放射至手臂,甚至达到肘部。

颈部问题导致的疼痛可能会有以下特点:疼痛从颈部放射至肩部、手臂,甚至到手指;可能伴有手臂或手指的麻木、刺痛或无力感;特定颈部位置的运动或压力可能会加剧疼痛;可能不会有明显的肘部肿胀或红热,这可以帮助区分肘关节疼痛是源自颈部还是肘部局部问题。

48 肘关节固定带有什么用?

肘关节固定带是一种用于支持、稳定和保护肘关节的医疗辅助装置。它们在多种情况下非常有用,包括但不限于以下几点:

（1）伤后恢复：在肘关节受伤后（如扭伤、拉伤、骨折或术后恢复），肘关节固定带可以提供必要的支持，限制不必要的活动，帮助肘关节伤口愈合。

（2）减轻疼痛：对于慢性肘关节痛如肘关节滑囊炎或肌腱炎（如网球肘或高尔夫球肘），肘关节固定带可以减轻疼痛，提供压力，改善局部血液循环。

（3）运动保护：在参与可能会加剧肘关节压力的体育活动（如网球、高尔夫、举重等）时，运动员可能会使用肘关节固定带来预防肘关节受伤。

49 什么是肘关节封闭针？

肘关节封闭针通常指的是向肘关节或其周围的软组织注射药物的治疗手段。这种治疗方法用于减少炎症、缓解疼痛和改善关节功能，在处理某些慢性肘关节疾病如肘关节滑囊炎、肌腱炎（如网球肘或高尔夫球肘）等情况时常用。

封闭针通常包含局部麻醉药（镇痛）和皮质类固醇（抗炎）。封闭针的效果通常不是永久性的，它能提供暂时的症状缓解。它们不应被视为长期解决方案，而是疾病症状缓解的一个环节。过度依赖或频繁进行皮质类固醇注射可能导致组织损伤或其他副作用，因此需要在医生的严格指导下使用。

50 怎样预防肘关节的过度使用?

(1) 合理安排活动:在活动期间安排适当的休息时间,避免连续重复同一动作。

(2) 增强肌肉力量:通过定期锻炼和力量训练,加强手臂肌肉的力量,可以有效地支撑和稳定肘关节。

(3) 改善姿势:学习并应用正确的运动技巧和姿势,以减少对肘关节的不必要压力。

(4) 使用合适的工具和设备:确保使用合适的工具和体育器材(如网球拍或高尔夫球杆),并适当调整大小和重量,以减少肘关节的负担。

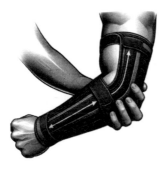

肘关节护具

(5) 暖身和拉伸:在进行活动前后做适当的暖身和拉伸练习,以提高肌肉和关节的灵活性。

(6) 避免单一运动:尝试交替进行不同类型的运动,避免长时间使用相同的肌肉群和关节。

(7) 佩戴护具:佩戴肘部护具或肘关节固定带以减轻肘部压力。

第五篇
前臂和手腕

51 跌倒时用手支撑可能导致哪些手腕伤害?

跌倒时本能地用手去支撑是常见的反应,这样做可以保护头部和躯干不受伤害,但同时也可能导致手腕及其周围结构的损伤。

可能的手腕伤害包括:

(1)扭伤:跌倒时手腕受到扭曲,导致手腕的韧带拉伸或撕裂。

(2)桡骨远端骨折:桡骨远端位于前臂远端、手腕近端。跌倒时手腕过度伸展,可能导致该部位的骨折,尤其在老年女性中较常见。

(3)腕骨骨折:腕骨是由 8 块不规则骨排成两排组成,它们也可能在跌倒中损伤。

(4)尺骨骨折:尺骨是另一根较小的前臂长骨,在手腕撑地时也

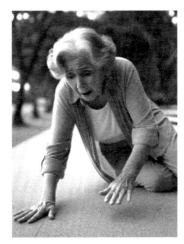

跌倒时用手支撑

可能骨折。

（5）脱臼：手腕可因暴力导致腕关节脱位或尺骨和桡骨构成的下尺桡关节脱位。

（6）肌腱损伤：肌腱因为突然的拉力而受伤，如在跌倒时手腕的急剧伸展或弯曲。

（7）神经损伤：手腕内的神经，如正中神经，可能因为跌倒导致的撞击或骨折而受压或损伤，引起疼痛、麻木或功能障碍。

52 桡骨远端骨折时如何选择治疗方法？

桡骨远端骨折的治疗方法通常取决于骨折类型、严重程度和患者的具体情况。

（1）保守治疗：包括使用石膏或支具固定手腕和前臂，以促进骨折自然愈合。适用于以下情况：① 非移位骨折。没有发生错位或者错位很少。② 简单骨折。没有多段碎片或复杂情况。③ 稳定骨折。通过简单的手法牵引闭合复位能恢复关节面平整，保持关节对位对线稳定。

（2）手术治疗：在保守治疗无效或者骨折情况复杂时采用。① 开放性骨折：骨折伴随着皮肤损伤，骨折端可能暴露。② 移位或不稳定骨折：明显错位或骨折片不稳定。③ 伴有神经或血管损伤。④ 骨折后 4～5 个月以上仍无明显愈合趋势。

治疗方法的选择与以下因素有关：① 患者年龄和活动水平。年轻、活动量大的患者可能更需要手术治疗以恢复完全功能。② 骨密度。骨质疏松患者可能不适合手术治疗,因为疏松的骨质可能不足以支持手术中使用的金属固定物。③ 患者的期望和需求。工作或日常生活对手腕功能要求较高的患者可能倾向于选择手术治疗。

53 手腕扭伤与骨折如何区分?

手腕扭伤和骨折的症状有时可能相似,但它们是不同的伤害类型,需要不同的治疗方式。以下是一些区分手腕扭伤和骨折的方法。

(1)扭伤:局部不会出现明显畸形;可能出现疼痛、肿胀和淤青;疼痛通常在活动或者触摸受伤区域时加剧;受伤后手腕活动可能会有一定程度的受限。

(2)骨折:局部可能出现畸形,尤其是明显错位的骨折;受伤时可能会听到骨骼断裂的声音;疼痛剧烈,即使不活动时仍感到疼痛;受伤的手腕可能会迅速肿胀,有时可以看到明显的变形;按压或活动手腕时疼痛显著增加;手腕的功能可能完全受限,严重时患者可能无法活动手腕。

54 舟状骨骨折有什么特殊之处?

舟状骨是 8 块腕骨中的 1 块,位于手腕的凹陷处靠近拇指的基部。舟状骨骨折常由手掌着地造成。舟状骨骨折的特殊之处在于：

（1）血液供应的特殊性：舟状骨大部分血液供应是自远端向近端逆行供应，骨折容易损伤脆弱的滋养血管。骨折后，近端骨折块缺乏血供，容易发生无菌性坏死。

（2）诊断难：舟状骨骨折的骨折线一般较细小，因此在初始的 X 线检查中不易被发现。

（3）治疗挑战：由于血液供应的问题，即使在诊断后，舟状骨骨折的治疗也比其他腕骨骨折更具挑战性。保守治疗通常需要长时间的固定，手术治疗可能需要用螺钉固定骨折。

（4）功能重要：舟状骨在手腕的运动中扮演着重要角色，它与周围的骨骼及韧带相连，参与手腕的稳定和运动。如果舟状骨骨折未得到适当治疗，可能会损害手腕功能。

对于手腕受伤后出现疼痛和肿胀，特别是拇指一侧的疼痛，应警惕舟状骨骨折。如果怀疑舟状骨骨折但初步 X 线检查未见异常，可能需要进一步的 MRI 或 CT 检查来确诊，或者在一段时间后复查 X 线以明确诊断。

55 下尺桡关节脱位时石膏外固定靠谱吗？

下尺桡关节脱位是指尺骨和桡骨在手腕远端关节的相对位置发生移位，这种类型的脱位通常发生在暴力拉扯或者扭伤手腕后。如果脱位经手法复位后可以维持稳定，可用石膏外固定进行保守治疗。患者手臂和手腕会被放置在适当的位置，通常是肘关节屈曲呈直角并保持掌心朝上，石膏置于掌背侧，绷带缠绕覆盖整个手腕区域，延伸到上臂下 1/3。如果保守治疗复位后关节不稳定，可能需要手术治疗。如果脱位严重或者伴有骨折、软组织损伤，也需要手术来复位固定骨折和修复损伤。

56 三角纤维软骨复合体是什么？ 其损伤能自愈吗？

三角纤维软骨复合体（triangular fibrocartilage complex，TFCC）是位于手腕靠近小指侧的一组结构，包括软骨和韧带，对手腕的稳定性和运动非常重要。TFCC 损伤通常为外伤性和退变性两种类型。损伤的严重程度包括轻微损伤（小的撕裂或拉伤）、重度损伤（严重的撕裂或与其他结构的损伤伴随发生）。

对于轻微损伤，可通过制动、休息及适当的物理治疗和非甾体抗炎药来治疗。这些损伤有时可以自愈，尤其是在年轻人和健康的成年人中。然而，对于重度损伤或任何类型的退变性损伤，可能需要手术干预，因为这些损伤可能不会自愈，尤其是在血液供应不足或难以达到自我修复的区域。

夜间手部麻木刺痛，甩一甩就缓解了是什么病？

这种情况最可能是腕管综合征。腕管综合征是一种常见的神经压迫症状。这种压迫通常发生在腕部正中神经通过的一个狭窄通道内，称为腕管。腕管内还包括了控制手指弯曲的肌腱。

（1）典型症状：可能包括手腕、手掌及手指（尤其是大拇指、食指、中指和无名指的靠拇指一侧）的麻木感、刺痛和疼痛；手部和手指的无力，握持物体时可能会感到困难；症状通常在夜间更为明显，并可能通过摇动手腕来得到暂时的缓解；如果病情持续不治疗，可能会导致手部肌肉萎缩。经常进行重复性手腕活动（如打字、钢琴演奏）、手腕受伤（如扭伤、骨折）可能会导致组织炎症和肿胀，这可能使腕管进一步狭窄，增加对正中神经的压迫。

（2）治疗方法：通常从保守治疗开始，包括使用手腕托板、非甾体抗炎药、肾上腺皮质激素，以及物理治疗。在症状严重或长时间没有改善的情况下，可能需要手术治疗（腕管松解术）来减轻对正中神经的压迫。

58 手腕受伤后为什么出现麻木或刺痛？

手腕受伤后出现麻木或刺痛通常是由于神经受到了压迫或损伤所导致的。具体的原因可能包括：① 神经压迫。受伤可能引起周围组织的肿胀，导致手腕内部的神经受压。例如，正中神经被压迫可能导致腕管综合征，表现为手腕至手指的麻木和刺痛。② 神经损伤。手腕骨折或严重的扭伤可能直接损伤经过手腕的神经，如正中神经、尺神经或桡神经。③ 血液循环不良。手腕受伤后可能引起局部血液循环问题，导致手部组织缺血，可能伴随麻木或刺痛感。④ 炎症反应。伤害发生后的炎症反应可能刺激或压迫附近的神经。⑤ 瘢痕组织形成。旧伤未完全愈合可能导致瘢痕组织形成，这种组织可能压迫神经。⑥ 紧张和压力。受伤后的手腕可能因保护性姿势而过度紧张，这种持续的压力也可能导致神经功能受影响。⑦ 复杂区域疼痛综合征。这是一种罕见但严重的疼痛，可能在受伤后发展，特征是持续的剧烈疼痛和可能的感觉异常。

59 什么是桡骨茎突狭窄性腱鞘炎？

桡骨茎突狭窄性腱鞘炎，也被称为德奎尔万腱鞘炎，通常涉及拇指的腱鞘。该疾病是由于拇指的过度使用或重复性活动引起的，比如长时间使用鼠标、手机，或执行其他需要伸展拇指的工作。这种情况下，拇指的腱鞘（一种包裹肌腱的保护性外套）可能会发炎或肿胀，导致疼痛和不适。

（1）典型症状：① 拇指侧腕部的疼痛，尤其是在用力握取或扭动拇指时；② 感觉在拇指侧腕部有肿胀或隆起；③ 手指活动受

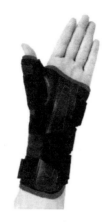

腕部支具制动

限,尤其是拇指的外展和伸展;④ 有时可能会感到针刺或麻木感。

（2）治疗方法：① 休息。避免过度使用或刺激患处,给手部充分休息。② 热敷。适当热敷有助于加速炎症消退,缓解症状。③ 药物治疗。非处方的非甾体抗炎药（如布洛芬）可能有助于减轻疼痛和炎症。④ 腕部支撑。使用腕部支具或拇指夹以减少手腕和拇指的运动。⑤ 康复训练。帮助恢复手部功能。⑥ 激光或打封闭针。激光或打封闭针可能会用于减轻炎症和疼痛。⑦ 手术。在严重情况下,需要手术剪开腱鞘以减轻压力。

60 长时间打字或使用鼠标对手腕有何影响?

长时间打字或使用鼠标可能会对手腕造成以下损伤：① 腕管综合征。这是一种常见的状况,当手腕的正中神经受到压迫时就会发生。② 肌腱炎。手腕的肌腱在长时间重复使用时可能会发炎,导致肌腱炎。③ 腱鞘炎。肌腱通过一个充满液体的鞘管滑动,这个管子可能会因为重复动作而发炎,称为腱鞘炎。④ 腱鞘囊肿。通常在手腕关节和肌腱附近形成充满液体的囊肿,这可能是由于关节或肌腱的过度使用而产生。⑤ 手腕关节磨损。长时间的压力和不正确的手姿势可能导致手腕关节的早期磨损。

为了降低这些风险,可采取以下预防措施:① 定期休息。每小时休息几分钟,做一些手腕和手指的伸展练习。② 保持正确的工作姿势。确保桌椅高度适宜,屏幕应位于眼睛水平,保持腕部呈自然直线,减少手腕弯曲或扭转。③ 使用人体工学装置。使用符合人体工学设计的键盘和鼠标,减少手腕的压力。④ 强化肌肉。定期进行手部和前臂肌肉的加强练习。⑤ 减少重复动作。尽可能使用键盘快捷键来减少鼠标的使用。⑥ 手腕支撑。使用手腕垫帮助保持正确的手腕位置。⑦ 调整打字和使用鼠标的技巧。避免过度用力按键或点击鼠标,保持轻松的手势。

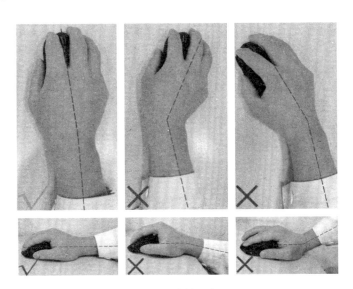

握鼠标的姿势示意图

第六篇
手　部

61 第一掌骨基底部骨折有何特殊?

第一掌骨基底部是拇指对应手掌与腕交界的基部,这个区域的骨折可能影响到手的握持能力和拇指的整体运动,使得日常活动如抓握或拿取物品变得困难。

解剖学的复杂性:拇指的基底与舟状骨和大多角骨相连接。这个区域的韧带和肌腱对于拇指的稳定性和活动范围至关重要。

伴随损伤的可能性:因为拇指的基底关节是个高度稳定和多动的关节,所以骨折往往可能伴随着软组织损伤,如韧带撕裂。

第一掌骨基底部骨折的三种常见类型:① Bennett 骨折,表现为第一掌骨内侧 1/3 处骨折,骨折线自内斜向外下进入腕关节内,内侧形成三角形骨块。骨折线仍骑在大多角骨关节面上,外侧基底部向桡侧和背侧脱位。这是一个关节内骨折脱位,通常需要手术治疗以保持关节表面的对齐。② Rolando 骨折,表现为第一掌骨基底部的"T"或"Y"形粉碎性骨折,骨折粉碎较为严重,不伴有关节脱位,治疗起来更加困难。③ Winterstein 骨折,表现为第一掌骨基底部的横行骨折,骨折线不经腕掌关节,骨折近端保持原位,远端由于肌腱牵拉,出现伴有虎口狭窄的典型内翻错位。

　　治疗的挑战：无论是经过手术治疗还是保守治疗,康复训练对于恢复手部功能都是非常重要的。物理治疗通常涉及一系列的运动和强化练习,以帮助恢复拇指的活动范围和力量。

62 什么是拳击手骨折?

　　拳击手骨折是指第五掌骨颈部(和小指毗邻的部位)的骨折,通常是由于用闭合的拳头冲击坚硬的物体(如墙、桌子或其他人的头部)所导致的。这种手部骨折在冲动的年轻男性中尤为常见。

　　(1) 典型症状：① 疼痛,尤其是在受伤区域;② 肿胀和淤血;③ 受伤手指外观可能会发生变化,如小指的畸形或不正常的角度;④ 移动或触摸受伤部位时疼痛加剧。

　　(2) 诊断：通常通过病史询问和体格检查,结合 X 线检查来确定骨折的具体位置和性质。

　　(3) 治疗方法：成角畸形和骨折移位严重时应手术治疗,不严重时可以保守治疗处理,并不明显影响功能。保守治疗包括伤后冰敷,手法复位后使用夹板或石膏外固定受伤的手指。还可以采用非处方抗炎镇痛药来缓解疼痛和减轻炎症。骨折愈合后,可能需要物理治疗来帮助恢复关节的活动范围和力量。

（4）预防措施：在参与潜在风险的活动时，使用适当的防护设备。避免用拳头击打坚硬的物体。如果需要参与到格斗或某种战斗艺术活动中，则应学习和使用正确的技巧。

63 掌骨和指骨骨折的常用治疗方法有哪些?

掌骨和指骨骨折的治疗取决于骨折的类型、位置、严重程度及是否伴随软组织损伤。以下是一些常用的治疗方法。

（1）石膏或夹板固定：对于不移位或轻微移位的骨折，通常可以用石膏或者夹板固定。固定的目的是维持骨折复位稳定，以促进愈合。

（2）内固定：使用钢针、螺钉、钢板或其他装置在手术中将骨折复位后牢固地固定在正确的位置。有时候克氏针内固定指骨骨折时会有部分裸露在皮肤外，在骨折获得初始稳定后拔出以便康复锻炼。

（3）外固定：通过手术在骨折两端外部安装固定架，以维持骨折的对齐。

掌骨和指骨骨折后康复锻炼对功能恢复至关重要。康复早期在指导下开始做运动，可以帮助减少僵硬，加快恢复。实用的功能性训练可以帮助恢复日常使用手的能力。随访中如果出现骨折不愈合或愈合不良（畸形愈合），可能需要进一步治疗。

64 什么是猎户拇指?

猎户拇指(gamekeeper's thumb)或滑雪者拇指(skier's thumb)是指拇指的尺侧副韧带受到损伤的情况。过去苏格兰猎户在扭断小动物的脖子时经常会受此类伤,因此最初被称为"猎户拇指"。如今,这种伤害更常与滑雪者关联,因为滑雪摔倒时拇指可能会在杖带的拉力下向外拉伸,导致尺侧副韧带受伤。尺侧副韧带是位于拇指远端关节旁的一个韧带,它帮助稳定拇指并防止它过度向外开展。当这个韧带受到严重拉伸或撕裂时,可能会造成拇指关节的不稳定,影响手的握力和抓握能力。

治疗方法:① 保守治疗。如果损伤较轻,可能包括使用夹板或石膏固定几周,以及物理治疗。② 手术治疗。如果韧带撕裂严重或有骨折存在,可能需要手术来修复。

正确诊断和及时治疗对于恢复拇指功能至关重要。未经治疗或治疗不当的猎户拇指可能会导致长期的疼痛和拇指功能障碍。

65 什么是锤状指?

锤状指又称槌状指,是指手指背侧伸肌腱在其附着点(远节指骨基底部)处撕裂或断裂,导致该关节不能伸直,手指末端呈现下垂的情况。这种情况通常是由于指尖受到直接撞击造成的,如顶撞篮球、墙壁等。

治疗方法:① 使用夹板或支具将手指末端关节固定在伸直位置,固定数周至数月,这有助于肌腱维持伸直状态,促进自然愈合。② 在更严重的情况下,如果伴有骨折或腱完全撕裂,可能需要手术修复。③ 撤除固定装置后,可能需要进行物理治疗,来恢复关节的运动范围和力量。

如果未经治疗,锤状指可能导致永久的功能障碍,包括手指末端永久下垂及握力减弱。因此,一旦发生这种伤害,应尽快咨询医生,以获得适当的诊断和治疗。

66 手指"卡壳""弹响"是怎么回事?

手指"卡壳"或"弹响"通常是由一种称为弹响指的状况引起的。弹响指在医学上称为屈肌腱腱鞘炎,是指手指或拇指的屈肌腱及其腱鞘发生炎症和肿胀,导致肌腱在通过腱鞘时受阻,不能顺畅滑动。当受影响的手指腱鞘发生炎症时,它变得更厚,而肌腱本身可能会形成一个小肿块。这导致了手指屈曲受阻,并可能"卡住"。试图屈伸手指时,肌腱可能会突然跳动伴有疼痛或响声,这就是"弹响"。

治疗方法:① 保守治疗。包括手指夹板固定、休息和避免过度使用、热敷以减轻炎症和疼痛、使用非甾体抗炎药帮助缓解疼

痛和减轻炎症、打封闭针直接作用于受影响的区域以减少炎症。

② 手术治疗。如果保守治疗无效，可能需要进行小手术来切开腱鞘，让肌腱能够更自由地滑动。

有弹响指症状的人应该咨询医生，以便得到适当的诊断和治疗计划。如果不加治疗，弹响指可能会变得更糟，导致手指运动受限或长期的疼痛。

67 刀伤或其他锐器伤致手外伤如何进行急救处理？

刀伤或其他锐器造成的手外伤急救处理步骤如下：

（1）保持冷静：确保自己和伤者保持冷静，以便可以清楚地判断伤情并采取适当的措施。

（2）止血：如果伤口出血，应立即控制出血。对于轻微出血，可用干净的布料或纱布直接压迫伤口。如果出血严重，尤其是动脉出血（血液呈喷射性鲜红色），需要紧急处理，可在靠近心脏的位置对肢体捆绑施加压力，以减少血液流失。

（3）清洁伤口：如果伤口较浅且出血已经控制，可以用温水轻轻清洁伤口周围皮肤。避免直接冲洗伤口，以免刺激出血。

（4）保护伤口：使用无菌纱布包扎伤口。如果没有无菌纱布，可以使用干净的布料代替。不要在伤口上涂抹任何膏药或抗生素粉末，除非经过专业人士的指导。

（5）抬高伤手：如果可能，应将受伤的手抬高到心脏水平以上，以减轻肿胀和减少出血。

（6）避免使用的药物：如阿司匹林或其他抗凝血药。

（7）不要移除插在伤口中的物体：如果有物体（如刀片）插在伤口中，不要试图移除它，因为这可能导致更多的损伤和出血。保持物体固定不动，并尽快寻求专业医疗帮助。

（8）紧急医疗救助：如果伤口很深，出血不止，伴随骨折，或者有肌腱、神经、血管受损的迹象，立即拨打急救电话求助并尽快送往医院。

68 手掌中的哪些动脉和神经较容易受伤？

手掌中主要的动脉和神经在受到刀伤或其他锐器伤害时较容易受到损伤。熟悉这些结构的走行位置有助于准确判断损伤。

（1）桡动脉：沿着前臂靠拇指一侧运行，进入手腕，在手腕和手掌的基部分布。

（2）尺动脉：沿着前臂靠小指一侧运行，与桡动脉一起，从手腕进入手掌。

（3）掌浅弓：由尺动脉主要形成，位于掌侧较浅的层面，供应手掌和指掌面的大部分区域。

（4）掌深弓：由桡动脉主要形成，位于掌侧较深的层面，供应骨骼和深层肌肉。

（5）正中神经：穿过前臂，进入手掌控制拇指到中指的肌肉，以及指腹的感觉。

（6）尺神经：在肘部区域靠近表面，然后进入手掌，控制小指和无名指的部分肌肉及其感觉。

（7）桡神经：在前臂分为深支和浅支，浅支负责手背侧拇指到无名指的感觉，深支参与手腕伸肌的控制。

在手掌中，尤其是掌心区域，由于空间狭窄且结构复杂，动脉和神经较容易受伤。刀伤可以损伤这些动脉造成出血，或切断神经造成感觉和（或）运动功能丧失。应该注意，即使伤口看似表浅，也可能会损伤到深层的重要结构。因此，如果手掌受到锐器伤害，应立即进行医学评估和治疗。

69 怎样初步处理手部的动物咬伤？

动物咬伤可能会导致感染、组织损伤，甚至更严重的问题。处理手部的动物咬伤时，以下步骤可以帮助减少感染的风险并促进愈合。

（1）清洁伤口：首先用肥皂和温水彻底清洗伤口至少 5 分钟，这有助于去除细菌和污物。清洁伤口时，尽量清除所有可见的污物和唾液。

（2）止血：如果伤口在清洗后仍有出血，轻轻按压伤口以止血。不要过度按压，以免造成额外损伤。

（3）消毒：使用碘酊或其他非酒精类消毒剂消毒伤口。

（4）保护伤口：用无菌纱布或干净的布覆盖伤口。

（5）求医：根据医生的建议进行破伤风免疫。如果是野生动物或未知疫苗状态的宠物咬伤，可能需要考虑狂犬病预防措施。

（6）不要缝合：动物咬伤不建议立即缝合，因为这可能会将细菌封闭在伤口中。

（7）观察动物：如果有可能，观察动物是否有狂犬病的迹象。

动物的口腔中含有多种细菌，即使是家养宠物也有可能导致感染。如果动物咬伤后手指有持续的疼痛、发红或发热等症状，或者如果伤者是免疫力较弱的人，应尽快就医。

70 手指被夹伤后如何处理？

手指被夹伤后，应立即采取一系列措施以减少疼痛、肿胀和进一步的组织损伤。以下是处理手指被夹伤的步骤：

（1）评估伤势：首先确保手指没有骨折或严重的开放性伤口。如果伤势严重（如有明显的变形、剧烈疼痛或伤口很深），应立即就医。

（2）清洁伤口：如果手指有伤口，用肥皂水和消毒液清洁伤口，以防止感染。

（3）止血：如果伤口出血，用干净的布或纱布轻轻按压止血。

（4）外固定和抬高：使用指托或夹板外固定，不要包扎得过紧,以免影响血流。保持受伤的手指高于心脏位置,可以减少肿胀。

(5)冰敷:将冰袋包裹在布或毛巾中,对伤指进行冰敷。

 手指受到重击后呈现紫黑色是什么原因?

　　手指受到重击后呈现紫黑色,通常是由于血管受损造成局部出血和血肿。这种情况在医学上被称为淤伤。以下是淤伤发生的过程:① 重击导致手指内部的小血管(毛细血管)破裂;② 破裂的血管会导致血液渗出到周围组织中;③ 血液积聚在皮肤下形成血肿,呈现出紫黑色;④ 身体会自然发起炎症反应来"清理"渗出的血液。随着时间的推移,淤伤的颜色可能会变化,从紫黑色转变为红色、蓝色、绿色,最后是黄色,这是因为身体正在分解和吸收血肿。

　　通常,淤伤不是严重的医疗问题,会在几天到几周内自行愈合。然而,如果淤伤伴随有以下情况,则应寻求医疗帮助:① 疼痛严重或持续加剧;② 淤伤区域迅速肿胀;③ 手指的功能受限,比如不能正常弯曲或伸直;④ 淤伤区域的皮肤出现感染迹象,如温度增高、红肿、发热或有脓液排出;⑤ 淤伤没有随着时间改善或者反复出现无明显原因的淤伤;⑥ 在任何不确定的情况下,最好是咨询医疗专业人员,以确保没有更严重的损伤,如骨折或软组织损伤。

72 为什么一些人的手指关节受伤后会发出响声?

手指关节受伤后发出响声,通常称为关节弹响,有几种可能的原因:① 关节表面的不平滑,受伤可能导致关节表面变得不平滑,关节在活动时不平滑的表面相互摩擦可能会产生声音。② 韧带和肌腱的移位,有时韧带或肌腱在关节周围的移动会产生响声,尤其是当它们在骨突上快速移动或跳跃时。③ 损伤恢复过程中的关节松弛,受伤后,为了保护关节,周围的肌肉可能变得紧张;在恢复过程中,关节周围的肌肉和韧带可能会暂时松弛,这种松弛可能在关节运动时导致短暂的结构错位,从而产生响声。

如果响声发生而没有伴随疼痛或功能障碍,通常不需要担心。然而,如果有任何疑虑或关节的响声是由于受伤导致的,务必及时就医。

73 什么样的损伤需要急诊拔掉指甲?

(1)指甲床损伤:如果伴随有指甲床的损伤,如开放性伤口或骨折,有时需要移除指甲以便于伤口的清洁和处理。

(2)指甲下血肿:如果指甲下累积了大量的血液,形成了血肿,并且压力很大,导致疼痛难忍,可能需要去除指甲以便排出血液和减少疼痛。

（3）严重的指甲感染：如果指甲区域发生了严重的细菌或真菌感染，并且治疗没有效果，可能需要移除指甲，以免感染进一步扩散。

（4）指甲受损或变形：由于创伤或感染导致指甲严重受损、变形，可能影响指甲的再生或周围组织的健康，移除指甲会是一个选项。

（5）指甲嵌入肉里：重度的嵌甲（指甲长入肉里）可能需要移除部分或全部指甲，以解决问题并防止未来嵌甲的发生。

通常，在考虑拔除指甲之前，会尝试其他保守治疗方法。如有必要进行这种手术，可能需要局部麻醉。指甲移除后，需要适当的护理指导，帮助伤口恢复，并在必要时采取措施促进新指甲的正常生长。

74 手掌被异物刺穿应如何应急处理？

当手掌被异物刺穿时，正确的急救措施对于预防感染和促进伤口愈合至关重要。以下是一些基本的处理步骤：

（1）保持冷静：不要慌张，稳定自己的情绪可以更有效地处理伤口。

（2）评估情况：如果异物仍然留在皮肤中，不要尝试自行移除，因为这可能导致更严重的伤害或出血。

（3）止血：如果出血很多，先用干净的布或纱布对伤口施加压力来止血。如果伤口出血不多，轻轻清洗伤口以去除表面的污物。

（4）清洁伤口：可以使用温和的肥皂水冲洗伤口，避免使用碘酒、酒精或其他刺激性的液体，因为这些可能刺激伤口。之后，使用无菌纱布或清洁的布料轻轻覆盖伤口。

（5）及时寻求医疗帮助：如果异物深入皮肤并且固定在伤口中，应立即就医。不要自己尝试移除深入的异物，因为这可能损伤周围的神经、血管或其他组织。

 手指的疼痛和麻木可能是哪些疾病的征兆？

手指的疼痛和麻木可以由多种原因引起，可能是局部的问题，也可能是全身性疾病的征兆。具体可能的疾病包括：

（1）腕管综合征：由手腕的正中神经受压引起，常常伴有手腕疼痛和手指麻木，特别是夜间。

（2）颈椎疾病：如颈椎间盘突出症或颈椎病，可能导致颈部神经受压，引起手指麻木和疼痛。

（3）周围神经损伤：由于外伤、挤压或切割等原因造成的神经损伤，可以导致疼痛和麻木。

（4）糖尿病：糖尿病神经病变会导致手指麻木。

（5）雷诺病：这是一种血管病，会引起手指脚趾发冷、麻木，特别是在寒冷或压力下。

（6）风湿性关节炎或类风湿性关节炎：这些自身免疫疾病会影响关节，引起疼痛和麻木。

（7）甲状腺功能低下：甲状腺功能减退可能导致水肿和其他症状，引起手指麻木。

（8）维生素缺乏：特别是维生素 B_{12} 缺乏，可以引起周围神经病变，导致麻木感。

（9）脱髓鞘疾病：如多发性硬化，可以影响中枢神经系统，引起疼痛和麻木。

（10）肌腱炎或肌腱损伤：肌腱炎或肌腱损伤也可以引起手指或手腕的疼痛。

此外，手指骨折或关节脱位同样会导致剧烈疼痛和可能的麻木。

第七篇
骨盆和髋部

76 骨盆骨折的危险性有哪些?

骨盆骨折通常由高能量的冲击,如交通事故或高处跌落造成,其危险性包括:

(1)出血:骨盆含有丰富的血管,骨折可以引起大出血,导致休克和生命危险。

(2)内脏损伤:骨盆内包含多个器官,如泌尿系统、生殖系统和部分消化系统,它们可能因骨折而受到损伤。

(3)神经损伤:骨盆内通过多条重要神经,如坐骨神经等,骨折可能导致这些神经受压或撕裂。

(4)感染:开放性骨盆骨折可能导致严重的感染,包括血液感染和骨髓炎。

(5)静脉血栓形成:因为长时间卧床和血液循环减慢,骨折患者可能会发生深静脉血栓形成,这些血栓可能会脱落成为栓子,导致肺栓塞。

(6)死亡风险:由于各种潜在的严重并发症,严重骨盆骨折的死亡风险增加。

骨盆骨折是一种严重的骨折类型，需要紧急医疗处理和长期康复。快速、有效的医疗干预是降低骨盆骨折危险性和改善预后的关键。

 为何骨盆骨折可能导致大量出血?

骨盆骨折可能导致大量出血，出血严重时，可能会发生休克等危及生命的情况。因此，对于骨盆骨折的处理需要紧急医疗干预以止血和稳定患者的状况。大量出血的原因有：

（1）血管损伤：骨盆区域包含许多重要的血管，如髂动脉和髂静脉，这些血管负责将血液供应到骨盆、腿部和髋部等区域。当骨折发生时，骨骼断裂可能会损伤周围的血管，导致内部出血。

（2）骨折的类型：不稳定性骨折通常涉及多个骨断裂，因此可能伴随更多的血管损伤。开放性骨折，即骨折突破皮肤而外露的情况，也会增加出血的风险，因为它会直接损伤血管。

（3）软组织损伤：骨盆骨折可能伴随着周围软组织的撕裂和损伤，这包括肌肉、皮肤和血管。这些软组织损伤也可以导致出血。

（4）内部出血：骨折后，锐利的骨折碎片可能刺穿周围的组织，包括肌肉和血管。虽然没有明显的皮肤开放性伤口，但这种刺穿可以导致内部出血。

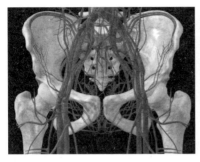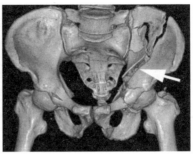

左图：骨盆区域血管密布；右图：骨盆骨折

78 骨盆骨折的急救处理要点有哪些？

（1）呼叫紧急救援：首要任务是立即拨打"120"急救电话。骨盆骨折可能伴随严重的出血和其他危险，需要专业医疗团队的干预。

（2）不要移动患者：尽量不要移动患者，特别是不要试图移动骨折部位。移动患者可能会加剧骨折部位的损伤，增加出血和其他并发症的风险。

（3）控制出血：如果明显出血，可用干净的布或纱布轻轻地覆盖在伤口上，然后施加温和的压力，但不要用力。避免直接压在骨折部位上，以免加剧伤情。

（4）避免进食和饮水：因为可能需要立即手术，进食和饮水可能会增加手术风险。

（5）提供情感支持：与患者保持沟通，尽量使其保持镇定。

骨盆骨折是一种危险的情况，需要由专业医疗人员进行处理。以上提供的急救措施旨在等待急救人员到达时减轻患者的痛苦和风险。

79 骨盆骨折对怀孕和分娩有何影响？

　　骨盆在妇女分娩过程中扮演着重要角色，以下是骨盆骨折对怀孕和分娩可能造成的影响。

　　（1）怀孕期间的影响：① 疼痛和不适，骨盆骨折通常伴随着严重的疼痛。② 活动受限，骨盆骨折可能限制孕妇的行动能力，需要辅助设备如轮椅或助行器。

　　（2）分娩期间的影响：① 分娩方式，骨盆骨折可能会影响分娩方式的选择。通常情况下，骨盆需要足够的空间来容纳胎儿通过产道，如果骨盆骨折导致骨盆不稳定或狭窄，医生可能会建议剖宫产，而不是顺产，以降低产程中的风险。② 麻醉和疼痛管理，骨盆骨折可能会影响麻醉和疼痛管理选项，因为某些麻醉技术和药物可能对骨盆骨折的患者不适用或存在风险。

　　（3）康复时间：分娩后，骨盆骨折患者可能需要更长的康复时间，以便骨盆能够逐渐恢复其稳定性和功能。

80 髋部骨折的好发人群是哪些？ 其典型症状是什么？

　　多个因素相互作用使髋部骨折在老年人中尤为常见。主要原因有：① 骨密度减少。随着年龄的增长，人体的骨密度逐渐减少，使骨骼变得更加脆弱和容易受损。② 肌肉质量减少。老年人往往会失去肌肉质量和力量，尤其是如果他们不积极参加体育锻炼。肌肉的减少会影响平衡和稳定性，增加跌倒的风险，从而导致髋部骨折。③ 跌倒风险增加。老年人的平衡能力可能降低，视力和听力问题也可能出现，这些因素都会增加跌倒的风险。跌倒是导致髋部骨折的主要原因之一。④ 药物使用。一些老年人可能需要长期使用药物，如糖皮质激素或抗凝血药物，这些药物可能影响骨密度，增加骨折风险。⑤ 营养不良。不良的饮食习惯和饮食不足可能导致营养不良，从而影响骨骼的健康。

髋部骨折的典型症状有：① 剧烈疼痛。髋部骨折通常伴随着剧烈的疼痛。② 无法站立或行走。患者可能无法站立或行走。特别要指出的是，由于骨折断端嵌插稳定，有时候患者也可站立或行走，但这并不代表患者没有骨折，髋部受伤后仍需及时就医。③ 肿胀和淤血。受伤的髋部区域可能会出现肿胀，皮肤可能呈现深蓝或紫色。④ 下肢畸形。受伤的髋部区域可能出现畸形，看脚尖可发现不同程度的下肢外旋。⑤ 呼吸急促或休克。髋部骨折可能伴随严重出血，尤其是在开放性骨折的情况下。大量失血可能导致休克，表现为呼吸急促、心跳快速、出汗和神经系统症状。

81 髋部受伤后还能走路是不是一定没有骨折?

不一定。髋部受伤后仍然可以走路,并不一定表示没有骨折。事实上,有些髋部骨折的患者可能会尝试行走,尤其是在骨折错位不是非常严重或骨折断端嵌插稳定的情况下,可能会感到些许疼痛但仍能承受体重。然而,这并不意味着没有骨折或没有严重的髋部损伤。髋部骨折的症状和程度可以因个体差异而不同。有些骨折可能会导致髋关节丧失稳定性,无法承受体重。但是,其他较轻微的骨折可能会导致疼痛和不适,受伤初期患者仍能够行走。虽然可能行走,但在后期可能造成骨折错位加重、骨折不愈合等严重后果。因此,如果怀疑髋部受伤或骨折,不应仅凭行走能力来判断情况。最好的做法是立即就医,接受临床评估和必要的影像学检查,并采取适当的治疗措施。及早的诊断和治疗对于避免并发症和最佳康复非常重要。

82 股骨颈骨折和股骨粗隆间骨折有何区别?

股骨颈骨折和股骨粗隆间骨折是两种不同的股骨骨折类型,它们发生在股骨(大腿骨)的不同部位,具有不同的特征和影响。以下是它们的主要区别:

(1)骨折位置:股骨颈是股骨的一部分,位于股骨头与股骨干之间。股骨颈骨折发生在股骨颈的区域,通常位于股骨头的基部。股骨粗隆是股骨近端的两个明显的膨大凸起,股骨粗隆间骨折发生在两个凸起之间。

（2）血液供应：股骨颈的血液供应相对较差,因此骨折有较高的风险导致股骨头缺血或坏死。而股骨粗隆间的血液供应比股骨颈部位好,因此骨折的愈合情况通常较好。

（3）治疗方法：股骨颈骨折通常需要手术治疗,包括内固定和髋关节置换术。而股骨粗隆间骨折的治疗方法取决于骨折的类型和严重程度,可能需要手术或保守治疗（支具、丁字鞋或牵引）。

（4）预后：由于股骨颈骨折发生在股骨头附近,可能影响到髋关节的正常功能。而股骨粗隆间骨折通常不会直接影响到髋关节,但可能导致大腿的严重疼痛和功能障碍。

83 髋部受伤后何时需要进行 MRI 检查?

髋部受伤后是否需要进行 MRI 检查取决于伤情的性质、严重程度和初步诊断的结果。通常情况下,MRI 检查可能在以下情况下被考虑：

（1）临床症状不明显：如果髋部损伤导致的症状不明显或 X 线检查无法明确损伤的原因,医生可能会考虑进行 MRI 检查,以更详细地查看髋部的骨组织水肿情况及软组织结构,如肌肉、肌腱、韧带和滑囊。

（2）可能涉及软组织损伤：MRI可以检测和诊断软组织损伤，如肌腱撕裂、滑囊损伤或髋部肌肉损伤。这对于确定伤情的严重程度和制订康复计划非常重要。

（3）排除髋关节病变：在某些情况下，髋部疼痛可能是由于髋关节疾病或其他慢性髋部问题引起。MRI可用于排除髋关节病变，并确定疼痛的根本原因。

（4）评估髋关节疾病：对于患有慢性髋关节疾病（如关节炎）的患者，MRI可以用于评估关节内部的情况，以指导治疗和手术决策。

MRI是一种没有辐射损伤的影像学检查，可提供更详细和清晰的关于髋部结构的信息，尤其是软组织损伤情况。在疑似骨折但X线和CT检查无法明确诊断时，MRI能够提供更准确的信息。

84 髋部骨折保守治疗适用于哪些情况？

髋部骨折的治疗方法通常取决于骨折的类型、位置、严重程度，患者的年龄、健康状况及其他因素。以下情况可考虑保守治疗：

（1）髋部稳定性良好：如果髋部骨折不会对髋关节的稳定性产生显著影响，即使没有手术干预，也可以通过保守治疗来愈合。

（2）骨折较小或位于相对不重要的部位：一些小的髋部骨折或位于非负重区的骨折可能不需要手术干预，可以保守治疗。

（3）患者的健康状况：对于某些老年患者或有严重慢性疾病的患者，手术风险可能较高，医生可能会选择保守治疗来降低风险。

（4）患者的个人偏好：有些患者可能不愿意接受手术治疗，或者由于其他原因不适合手术，可以选择保守治疗来治疗髋部骨折。

需要强调的是，保守治疗适用于特定情况，并不适用于所有髋部骨折。对于某些情况下，手术可能是更合适的治疗选择，特别是对于关节内和负重区的骨折。

85 为什么髋部骨折后要尽快进行手术？

髋部骨折，尤其是老年人中的股骨颈骨折或股骨粗隆间骨折，通常建议尽快进行手术治疗，原因包括：① 减少并发症。髋部骨折的患者如果不进行手术治疗，需要长时间卧床，可能会增加血栓形成（如深静脉血栓）、肺部感染（如肺炎）、尿路感染和压疮等并发症的风险。② 缓解疼痛。髋部骨折通常伴随着剧烈疼痛，手术可以稳定骨折部位，减轻疼痛，提高患者的舒适度。③ 恢复功能。尽早手术可以促进骨折部位的愈合，帮助恢复髋关节的功能，尽可能快地使患者回归正常生活和活动。④ 降低死亡率。研究表明,髋部骨折患者如果在骨折后 24～48 小时内进行手术,死亡率相对较低。延迟手术可能增加死亡风险。

因此,除非有禁忌证,如不是存在严重的合并症、危及生命的情况,或者患者的总体健康状况极差不能承受手术风险,否则大多数医生都会推荐在诊断髋部骨折后尽早地进行手术。这样可以最大限度地提高治疗效果和患者的整体预后。

86 为什么某些髋部骨折需要做关节置换手术?

髋部骨折考虑以下因素,需要进行髋关节置换术:

(1)骨折严重程度:一些髋部骨折程度非常严重,骨折情况复杂,涉及多个骨折线或关节面的破裂。在这种情况下,传统的骨折治疗方法可能无法有效稳定骨折,或者会导致不良后果。髋关节置换术可以重建髋关节的结构,并帮助患者更快地恢复功能。

(2)骨折影响关节稳定性:某些髋部骨折可能会影响髋关节的稳定性,导致关节不稳定。在这种情况下,髋关节置换术可以恢复关节的稳定性,并允许患者早期进行正常的运动和活动。

(3)年龄和健康状况:对于一些老年患者,尤其是那些健康状况较差的患者,卧床可能存在风险。髋关节置换术通常是一种相对安全的手术,并且可以改善患者的生活质量。因此,医生可能会选择髋关节置换术作为治疗选项。

（4）骨质疏松或骨折位置：骨质疏松是髋部骨折的常见风险因素之一，可能导致骨折不易愈合。对于那些位置不利或难以固定的骨折，髋关节置换术可能是更可行的选择。

87 髋关节脱位如何急救和治疗？

髋关节脱位是一种紧急情况，需要得到快速的急救和及时的专业治疗。

（1）急救措施：① 不要尝试复位。如果怀疑髋关节脱位，绝对不要尝试自行复位，这可能会导致更严重的损伤。如果是人工关节置换术后假体脱位，不专业的尝试复位还可能造成假体损坏或者松动。② 保持患者静止。让患者尽量保持不动，特别是受伤的髋部。移动患者可能会加剧损伤。③ 拨打"120"急救电话，髋关节脱位需要紧急医疗处理。

（2）专业治疗：髋关节复位。髋关节脱位需要由专业医疗人员进行复位。这通常在手术室内全身麻醉下，医生通过手法牵引复位。复位后，患者可能需要皮牵引维持关节稳定，并可能需要药物来控制疼痛和不适。

（3）物理治疗：在康复期间，患者可能需要接受持续牵引及其他物理治疗来恢复髋部的力量和功能，以减少并发症和加速康复。

88 钙和维生素 D 补充能帮助预防骨折吗？

可以。钙和维生素 D 的补充有助于预防骨折，尤其是对于那些患有骨质疏松症或其他骨骼健康问题的人来说。请注意，虽然补充钙和维生素 D 可以帮助预防骨折，但它们不是唯一的预防措施。锻炼、健康的饮食、维持健康体重、戒烟和限制酒精摄入等生活方式也对骨骼健康至关重要。如果担心骨折风险或骨骼健康问题，请咨询医生，以获取个性化的建议和治疗计划。

89 长时间卧床对髋部骨折的恢复有何影响？

长时间卧床对髋部骨折的恢复有诸多不利：① 肌肉萎缩和力量下降。长时间卧床会导致患者的肌肉逐渐萎缩和力量下降。这可能会使患者康复期间更加虚弱和增加功能恢复的难度。② 关节僵硬。缺乏活动可能使关节变得僵硬，使患者更难以进行正常的关节运动。③ 压疮风险增加。卧床不动可能会增加患者患压疮的风险，压疮可能会导致感染和并发症。④ 骨密度降低。长时间卧床可以导致骨密度下降，这可能会延缓骨折的愈合过程。骨密度的降低还会增加未来骨折的风险。⑤ 生活质量下降。长时间卧床会导致患者的生活质量下降，包括身体和心理方面的健康问题。社交隔离、情绪问题和依赖他人照顾可能会增加心理压力。

90 髋部骨折与下肢深静脉血栓有何关系?

髋部骨折与下肢深静脉血栓之间存在一定的关联,尤其是在骨折发生后的康复期间。

(1)静脉血栓形成风险增加:髋部骨折通常需要卧床休息和减少活动,在长时间卧床或康复期间,静脉内的血液流动速度减慢,静脉血栓形成的风险增加。

(2)炎症和损伤:髋部骨折引起的炎症和组织损伤可能会增加血栓形成的风险。炎症和损伤可以导致血液中凝血因子的激活和聚集,从而促进了血栓形成。

(3)术后风险:如果髋部骨折需要外科手术修复,手术本身也可能增加下肢深静脉血栓的风险。手术过程中,长时间保持固定姿势、使用麻醉、术后卧床休息和外科干预可能增加静脉血栓形成的风险。

(4)症状相似性:髋部骨折和下肢深静脉血栓的症状可能相似,包括局部肿胀、疼痛和活动受限。因此,在髋部骨折患者中,下肢深静脉血栓的症状可能被误解为骨折的症状,从而延误了诊断和治疗。

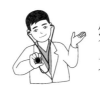

第八篇
大腿和膝关节

91 股骨非典型骨折有何"不典型"？

　　股骨非典型骨折是一种比较罕见的骨折类型,主要与长期服用双膦酸盐类药物(用于治疗骨质疏松症)有关。这种药物可以减少骨质流失,但是在某些情况下,长期服用可能会导致骨质变得更脆,从而容易发生非典型骨折。

　　股骨非典型骨折通常发生在没有明显外力作用或仅有非常轻微的外伤后。它常发生在股骨干,骨折通常呈横行或斜行,骨折边缘常常是"清脆"的,没有典型骨折时的粉碎性改变。这种类型的骨折可能会同时在两侧股骨出现。与典型骨折相比,非典型骨折的愈合过程可能会更缓慢。患者可能在骨折发生前感到慢性疼痛等预警症状,尤其是在受力时。

　　股骨非典型骨折的治疗方式取决于患者身体基本情况和骨折情况,大部分股骨非典型骨折需要手术治疗,通常使用髓内钉来稳定骨折并促进愈合。在某些情况下,可能还需要进行骨移植手术。

　　此外,需要对患者的骨质疏松症治疗方案进行重新评估,可能包括停止双膦酸盐类药物的使用,并考虑使用其他类型的药物。

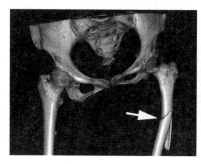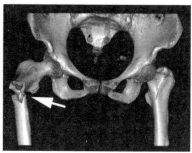

左图:暴力伤致股骨干骨折;右图:股骨干非典型骨折

92 大腿外伤和股骨骨折应怎样初步处理?

大腿外伤和股骨骨折都需要及时的初步处理,以减轻疼痛和进一步损伤。

(1)安全性优先:如果外伤发生在危险的环境中(如交通事故现场),首先确保自己和受伤者的安全,避免进一步危险。

(2)止血:如果外伤伴随出血,应迅速施行止血措施。使用干净的绷带、纱布或衣物覆盖伤口,轻轻按压以止血。避免用力包扎,以免压迫血液循环。

(3)固定:如果存在骨折或骨折风险,应尽量保持受伤部位稳定。不要试图自行矫正骨折,而是等待专业医疗帮助。

(4)保持休息:受伤者应保持镇静,避免使用受伤的大腿或下肢,以减少进一步损伤。在等待救援期间,尽量提供受伤者舒适的支持和安慰。

请记住,初步处理只是暂时的措施,目的是在等待专业医疗救援期间减轻疼痛和风险。

93 胫骨平台骨折后为什么皮肤会形成大量水疱?

严重的胫骨平台骨折后皮肤往往出现大量水疱,可能导致水疱形成的原因有:

(1)局部血管和淋巴管损伤:胫骨平台骨折可能会导致伤口周围的血管和淋巴管受到损伤,从而使体液渗出到皮肤下。这种损伤可能是由于骨折的外力冲击或骨折碎片刺入皮肤引起的。

(2)皮肤张力:骨折部位周围肿胀使皮肤过度拉伸,超过其天然的弹性后形成张力性水疱。

(3)炎症反应:骨折后身体会产生炎症反应,随之出现血管通透性增加,血浆成分渗出到组织间隙中,导致局部组织的肿胀和水疱形成。

(4)皮下液体积聚:随着肿胀的增加,局部皮肤和组织承受的压力也随之增大,液体会沿着组织间隙流动,可能在皮肤下形成液体积聚,导致水疱。

94 髌骨脱位如何初步处理?

髌骨脱位是指髌骨从正常位置移位,通常伴随着剧痛、肿胀和膝关节卡住。以下是髌骨脱位的初步处理步骤:

(1)停止活动:如果怀疑髌骨脱位,应立即停止任何活动,尤其是在运动受伤的情况下。继续活动可能会导致进一步的损伤。

(2)使用夹板或支具:可以考虑使用夹板或支具来固定膝关节。这可以帮助减轻疼痛和稳定受伤部位。

(3)避免尝试复位:通常不建议尝试自行复位,因为这可能会导致进一步损伤。最好由专业医疗人员进行复位。

(4)冰敷:使用冰袋或冰敷物包裹在膝关节区域,每次持续15~20分钟。冰敷有助于减轻肿胀和疼痛。要确保冰敷不直接接触皮肤,以免引起冻伤。冰敷时,可以将冰袋或冰敷物用毛巾或布包裹。

(5)就医:尽早就医。

95 跪下或弯曲膝关节时听到的"咔嗒"声是什么?

当跪下或弯曲膝关节时听到的来自膝盖关节的"咔嗒"声可能有多种原因,但通常不一定表示有疾病或损伤。以下是一些可能导致膝关节发出声音的常见原因：

（1）气体释放：膝关节内含有关节液，其中含有气体。当弯曲或伸展膝关节时，有时气泡可以从液体中释放，产生轻微的"咔嗒"声。

（2）韧带或肌腱移动：膝关节周围有多个韧带和肌腱，它们在关节活动时可能会滑动或移动，产生声音。

（3）软骨摩擦：在某些情况下，膝关节的软骨表面可能会有轻微的不规则性，导致在运动时产生摩擦声。

（4）肌肉紧张：膝关节附近的肌肉可能在运动时紧张，产生声音。

需要注意的是，大多数情况下，这些关节响声是正常的生理现象，不一定表示疾病或损伤。然而，如果伴随关节疼痛、肿胀、不适或功能障碍，或者关节响声持续较长时间或变得更加频繁，建议及时就诊。

96 急性膝关节肿胀通常是什么原因？

外伤和某些疾病状态常常导致膝关节急性肿胀，比如：

（1）外伤：外伤是导致急性膝关节肿胀最常见的原因。这包括扭伤、挫伤、撞击、跌倒、跑步或跳跃时的运动伤害等。

（2）膝关节韧带或半月板损伤：膝关节内的前交叉韧带或后交叉韧带的撕裂、膝关节内外侧半月板的损伤或撕裂都可能导致剧烈的疼痛和肿胀。

（3）滑膜炎：滑膜是覆盖在膝关节内的薄层组织，它可以受到感染、炎症或其他疾病的影响。滑膜炎可能导致关节囊内积聚大量液体，引起膝关节肿胀。

（4）骨折或骨裂：膝关节骨折或骨裂可能会导致急性疼痛和明显的肿胀。

（5）痛风：膝关节肿痛是痛风发作的一个比较常见的症状。

（6）感染：膝关节感染虽然较为罕见，但它可能导致急性肿胀，伴随其他症状，如发热和关节疼痛。

97 膝关节积液抽掉就行了吗？

膝关节积液通常需要由医疗专业人员评估和处理，而不是简单地依赖抽液来解决。尽管关节积液可以通过抽液来减轻肿胀和疼痛，但积液本身通常是某种潜在问题的表象，而不是问题的根本原因。

关节积液的原因多种多样，可能包括损伤、炎症性关节疾病、感染、半月板损伤、韧带撕裂等。因此，在进行膝关节积液抽液之前，医生通常会进行详细的评估，以确定积液的原因。一次性抽液只是解决症状的暂时性方法，如果不明确病因，不解决根本问题，积液可能会再次积聚，甚至更加严重。

98 老年人膝关节疼痛的常见原因有哪些？

老年人膝关节疼痛的常见原因包括以下几种：

（1）骨关节炎：骨关节炎是老年人最常见的膝关节问题。它是由于关节软骨的退化和损伤导致的炎症性关节疾病，通常伴随着关节僵硬、肿胀和疼痛。

（2）半月板损伤：半月板可能因受伤或退化而受损，导致关节疼痛、肿胀和不适。

（3）韧带损伤：前、后交叉韧带，内、外侧副韧带的损伤可能会导致膝关节的稳定性降低，引发疼痛。

（4）髌骨疼痛综合征：这是一种导致髌骨周围疼痛的疾病，通常在膝关节弯曲和伸展时加重。

（5）滑膜囊肿：滑膜囊肿是膝关节内的液体囊肿，它们可能在关节受伤或其他疾病的情况下形成，引起疼痛和肿胀。

（6）滑膜炎：滑膜是覆盖在关节内的薄层组织，炎症性滑膜炎可能导致关节疼痛和肿胀。

（7）骨折：在摔倒或受伤时可能发生髋骨、胫骨或髌骨骨折。

（8）肌肉或肌腱拉伤：肌肉或肌腱的拉伤或损伤可能会导致膝关节疼痛。

（9）其他关节疾病：除了骨关节炎之外，其他一些关节疾病，如类风湿性关节炎、强直性脊柱炎等，也可能引发膝关节疼痛。

（10）肥胖：肥胖会增加膝关节的负担，加剧关节疼痛和损伤的风险。

99 为什么女性更容易出现膝关节问题？

女性更容易出现膝关节问题的原因是多方面的：

（1）生物力学差异：女性的骨骼结构和生物力学特征可能与男性不同，这可能使女性在进行某些运动时更容易受伤。例如，女性通常具有较宽的髋部和较短的腓骨，这可能会影响膝关节的稳定性。

（2）激素影响：女性的激素水平在生理周期内变化，特别是在月经周期中，雌激素水平下降可能会导致肌肉和韧带的松弛，增加膝关节受伤的风险。

（3）生育：怀孕和分娩过程可能会对骨骼和韧带产生影响，特别是在骨盆和膝关节区域。

（4）运动方式和训练差异：一些运动，如跳跃、扭动和踢腿，可能对膝关节产生较大的压力，而这些运动在某些女性运动项目中较为常见。

（5）韧带稳定性：一些研究表明，女性的前交叉韧带较男性更容易受伤。这可能与韧带的生理差异及生理周期中激素水平的变化有关。

（6）体重：肥胖是膝关节问题的一个风险因素，而女性在一些年龄段相对更容易超重或肥胖。

　　尽管女性更容易出现膝关节问题,但这并不意味着所有女性都会受到影响。关键在于采取适当的预防措施,包括维持健康的体重、进行适当的康复锻炼、遵循正确的运动技巧、保持良好的肌肉平衡,以及在运动时佩戴适当的护具。

100　长时间跑步对膝关节有何影响?

　　长时间跑步对膝关节有影响,但这种影响可能因个体差异和跑步方式而异。以下是一些可能的影响:

　　(1)关节疼痛和炎症:长时间跑步可能会导致膝关节的疼痛和炎症,特别是对于没有适当准备或过度训练的人来说。这种疼痛通常表现为前部或侧方膝关节疼痛,可能是由于过度使用、肌肉不平衡、不正确的跑步姿势或不合适的鞋子所致。

　　(2)软骨损伤:长时间的高强度跑步可能会增加膝关节软骨受损的风险。膝关节的软骨在长时间的冲击下可能会受到磨损,从而导致骨关节炎的风险增加。

　　(3)韧带和肌腱问题:长时间跑步可能会增加前交叉韧带和其他膝关节韧带的受伤风险。此外,肌腱也可能因长时间的重复运动而受损。

　　(4)髌骨问题:长时间跑步可能导致髌骨疼痛综合征,这是一种影响髌骨周围组织的疾病,通常在膝关节弯曲和伸展时加重。

总之，长时间跑步对膝关节有一定影响，但采取适当的预防措施和注意膝关节健康可以减轻这些影响。建议跑者定期进行体检，以确保跑步习惯对膝关节没有不利影响。

101 预防膝关节损伤的护具有哪些?

膝关节护具可以在运动和活动中提供额外的支持和稳定性，有助于预防膝关节受伤。针对个体差异和活动类型选择适当的膝关节护具非常重要。以下是一些常见的膝关节护具，以及它们在预防伤害方面的帮助:

（1）膝关节支撑器:膝关节支撑器是一种常见的膝关节护具，可以提供额外的稳定性和支持。它们适用于各种膝关节问题，如前交叉韧带损伤或半月板损伤。不同类型的支撑器提供不同程度的支持，包括轻型、中型和重型。医疗专业人员可以根据需要推荐合适的支撑器。

（2）膝关节包扎:医疗专业人员可以使用特殊的医用胶带对膝关节进行包扎，以提供支持和稳定性。正确的膝关节包扎可以帮助控制关节的运动范围，减少受伤的风险。这种方法通常需要专业培训，最好由医疗专业人员进行。

（3）膝关节护垫:膝关节护垫通常用于运动和活动，如滑板、自行车骑行。它们可以在跌倒时减轻冲击，并保护膝关节免受擦伤和划伤。

（4）膝关节护板：膝关节护板通常适用于极限运动和摩托车骑行等高风险活动。它们被设计成坚固的护具，可以提供额外的保护，防止膝关节受伤。

（5）运动鞋和足弓支撑：选择适合活动类型的运动鞋，其中包括足弓支撑，可以帮助维持正常的步态，减轻膝关节的压力。

无论是否使用护具，正确的体位和运动技巧对于预防膝关节受伤至关重要。学习正确的姿势、动作和着陆技巧，以减少关节的不必要压力和扭伤风险。

第九篇
小腿和脚踝

102 小腿和脚踝外伤如何急救处理？

小腿和脚踝外伤在生活中相对常见，适当的急救措施可以减少伤害和加速恢复。

（1）确保安全：在提供急救之前，首先要确保现场安全，避免二次伤害。

（2）评估伤情：观察受伤者的反应、小腿和脚踝的外观，询问疼痛的位置和程度，判断伤情的严重性。

（3）呼叫急救：如果有明显的变形、无法承重、出血不止等，应立即拨打"120"急救电话。

（4）止血：如果伤口出血，应使用干净的布或绷带进行直接压迫止血。

（5）固定：使用夹板、绷带或其他材料小心固定受伤的小腿和脚踝，减少移动带来的疼痛和二次伤害。

（6）冰敷：有条件时可在伤处放置冰敷袋，以减轻肿胀和疼痛。

（7）抬高受伤肢体：将受伤的肢体抬高，使其高于心脏位置，有助于减轻肿胀和疼痛。

（8）避免加热和按摩：在初期应避免对受伤部位进行加热、按摩或者活动，因为这些操作可能会加剧肿胀和出血。

（9）及时就医：即便伤情看起来不严重，也建议及时就医，以免忽视内部损伤或骨折。

在进行急救处理的同时，尽量避免做出任何可能加重伤情的操作，比如强行移动受伤部位或尝试复位。对于脱臼或骨折的处理应留给专业的医疗人员。

103 为什么说 Pilon 骨折是一种严重的骨折？

Pilon 骨折是指胫骨远端关节面受到距骨垂直暴力撞击的骨折，类似药师的杵棒对研钵的撞击。这种骨折通常涉及脚踝关节的负重部分。Pilon 骨折被认为是一种严重的骨折，原因如下：

（1）负重区域的破坏：由于 Pilon 骨折发生在胫骨的远端部分，这个区域直接涉及脚踝的负重和行走能力，会影响到整个脚踝的稳定性和功能。

（2）关节面的损伤：Pilon 骨折常常涉及关节面的严重损伤，关节面的平整是关节正常功能的关键。一旦关节面不平整，就可能导致关节炎或者关节功能永久性受损。

（3）高能量创伤：这种类型的骨折往往是高能量创伤导致的，如跌落或交通事故，因此很可能伴随着其他重要结构（如血管、神经、肌腱和皮肤）的损伤。

（4）手术治疗挑战：由于涉及关节表面和负重部位，手术治疗 Pilon 骨折非常复杂。手术需要仔细地重建骨折碎片，恢复关节面平整，以期恢复关节的功能。

（5）潜在的长期并发症：由于关节面受损，即使经过了手术治疗和长时间的康复，患者的功能恢复程度仍有很大的不确定性，可能会遭受慢性疼痛、关节僵硬，甚至是早期的关节炎。

（6）可能需要多次手术：在某些情况下，即使初次手术后关节功能有所恢复，可能还需要进一步的手术治疗，如去除内固定物、关节融合或关节置换手术。

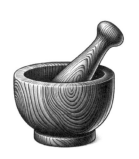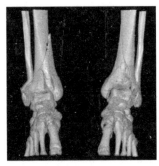

左图：研钵；右图：Pilon 骨折 CT 三维重建

 104 踝关节骨折伴脱位时可能有哪些重要结构受到损伤？

踝关节骨折伴脱位是一种严重的创伤，可能会伴随以下结构的损伤：

（1）骨骼损伤：最常见的是胫骨远端（即踝关节部分）的损伤，也可以涉及腓骨的远端（外踝）。脱位时，距骨可能会移位或骨折。

（2）韧带损伤：外侧（踝）韧带包括距腓前韧带、距腓后韧带和跟腓韧带；内侧的三角韧带复合体也可能在内侧踝骨折时损伤；连接胫骨与腓骨的下胫腓联合也可能在踝关节脱位时受损。

此外，肌腱损伤、胫神经损伤、足背动脉、胫后动脉等都可能受损。开放性踝关节骨折伴脱位时，皮肤可能被刺穿，软组织遭受挤压或裂伤。

105 跑步或运动后小腿为何会抽筋？

小腿抽筋是一种常见现象，尤其是在跑步或其他运动后。它通常表现为小腿肌肉的突然、强烈、不自主的收缩，可能会引起疼痛和不适。小腿抽筋的原因可能包括：① 肌肉疲劳。长时间或高强度的运动可能会导致肌肉疲劳，使得肌肉更容易抽筋。② 水、电解质失衡。运动时大量出汗会丢失水和电解质，尤其是钠和钾，这可能导致肌肉功能障碍和抽筋。③ 肌肉拉伤或未充分热身。过度拉伸肌肉或未充分热身可能会导致肌肉受伤，进而引发抽筋。④ 不良姿势或不合适的运动装备。身体姿势不正确或使用不当的运动鞋等装备可能增加抽筋的风险。⑤ 低温环境。在寒冷的环境下运动，肌肉可能不易放松，导致抽筋。

为了预防抽筋,可以采取以下措施:充分热身、补充水和电解质、避免过度疲劳、使用正确的装备、保证饮食中含有足够的电解质和矿物质。如果经常发生抽筋,尤其是在没有明显原因的情况下,应该咨询医生,以排除可能的健康问题。

106 小腿急性肿胀的原因有哪些?

小腿急性肿胀可以由多种原因引起,其中一些可能需要紧急医疗干预。以下是一些可能导致小腿急性肿胀的原因:静脉血栓形成、肌肉撕裂或挫伤、肌腱炎或腱鞘炎、胫腓骨骨折、小腿蜂窝织炎或皮肤感染、静脉功能不全、使用钙通道阻滞剂等药物、心脏或肾脏功能不全等。

如果出现小腿急性肿胀,特别是如果伴随着疼痛、发红、发热、感觉异常或运动障碍,应立即寻求医疗帮助。

107 深静脉血栓与小腿外伤有何关系?

深静脉血栓与小腿外伤有以下几方面的关系:① 伤后炎症反应。小腿受伤后,身体会发生炎症反应,而炎症状态增加了血液凝结的可能性。在受伤的区域,血液流动可能变慢,从而增加了血栓形成的风险。② 减少活动。由于患者在受伤后可能需要减少活动或卧床休息，长时间的不活动可能会使血液在静脉中缓慢流动，导致血栓形成。③ 直接血管损伤。如果外伤直接损伤了血管壁，特别是深静脉，这也可能导致血栓的形成。血管壁受损可以作为血栓形成的催化剂，因为身体将试图通过形成血块来修复损伤。④ 外科手术。如果小腿外伤需要外科手术治疗，那么手术本身和术后恢复期间的减少活动也可能增加血栓形成的风险。手术创口和术后炎症可能导致局部血液凝固的发生。

预防措施包括在术后或伤后尽快活动，使用抗凝血药及穿着压力袜以促进血液流动。对于有血栓形成风险的个体（如有血栓形成史、吸烟、肥胖、使用激素药物、患有某些疾病等），在外伤发生后应采取额外的预防措施。

108 腓肠肌撕裂和跟腱断裂如何急救处理？

腓肠肌撕裂和跟腱断裂都是下肢伤害中比较常见的运动损伤，遵循立即处理（急救）——RICE 原则。

（1）休息（rest）：停止一切可能导致病情加重的活动。

（2）冰敷（ice）：在受伤后的 48 小时内，每小时冰敷 15～20 分钟，以减少肿胀和疼痛。

（3）压迫（compression）：使用弹力绷带轻轻包裹，减轻肿胀。

（4）抬高（elevation）：将受伤的腿抬高至心脏水平以上，以减轻肿胀。

用石膏或者支具做临时固定，使用非甾体抗炎药来减轻疼痛和消炎。

在处理这两种伤害时，尤其是跟腱断裂，是否手术通常取决于患者的年龄、活动水平及伤害的性质。手术通常能够提供更强的修复和更快的恢复时间，但感染风险更高。保守治疗可能需要更长的恢复期，并可能有再次伤害的风险。

109 踝关节扭伤的初步处理方法是什么？

踝关节扭伤是一种常见的运动损伤，尤其是在跑步、跳跃或者在不平坦路面行走时。初步处理踝关节扭伤的目的是减轻肿胀和疼痛，防止进一步伤害，并促进恢复。下面是踝关节扭伤的初步处理方法，通常也遵循 RICE 原则。此外还可以采取以下措

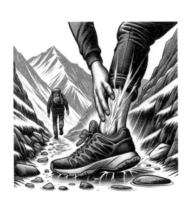

施：① 非甾体抗炎药。如布洛芬，可以减轻疼痛和消炎。② 保护。在初期，可能需要使用拐杖或者步行器来减轻踝关节的负重。③ 避免热敷。在最初的 48 小时内，应避免使用热敷，因为热敷可能会加剧肿胀和炎症。

踝关节扭伤

正确的初步处理可以显著影

响踝关节扭伤的恢复过程和效果。如处理不当，可能导致踝关节的不稳定和长期疼痛，甚至增加将来再次受伤的风险。

110 为什么一些人容易出现踝关节反复扭伤？

以下是导致踝关节反复扭伤的一些常见原因：

（1）解剖学因素：有些人由于踝关节固有的结构问题，如过分灵活或者足弓异常（如扁平足），使得踝关节更加容易受伤。

（2）肌肉力量不足：腿部和脚踝的肌肉，特别是腓肠肌和跟腱如果力量不足，可能无法在行走或运动中稳定踝关节。

（3）协调性差：踝关节的协调性和神经肌肉控制不良会增加受伤风险。

（4）不当的恢复：如果先前的踝关节扭伤没有得到适当的治疗和足够的恢复时间，踝关节的稳定性可能受到损害，从而增加了再次受伤的风险。

（5）关节本身的损伤：扭伤可能损伤踝关节周围的韧带，重复扭伤会导致韧带的持续或进一步损伤，使得韧带松弛，从而削弱了踝部的稳定性。

此外，穿着不当的鞋类、环境因素、运动技巧不佳、关节炎或神经肌肉疾病可能会削弱关节的稳定性和（或）神经反射。

针对反复踝关节扭伤的情况，可能需要通过专业的康复训练来增强肌肉，改善协调性和平衡感，通过运动矫正技术和适当的运动装备来降低再次受伤的风险。

 哪些运动或活动最容易导致踝关节外伤，如何 预防？

踝关节外伤常见于多种运动或活动中，特别是在那些需要大量跑动、跳跃、快速转向或身体接触的项目中。以下是一些易导致踝关节外伤的运动：篮球、足球、橄榄球、跑步、舞蹈、体操、越野跑、排球、网球、滑雪与滑板等。

预防措施：加强肌肉力量、改善平衡和协调、适当的热身、使用护具、选择正确的鞋类、避免不平坦的地面、避免过度疲劳、受伤后充分恢复、学习正确的技术和动作、在气候不稳定时采取额外的预防措施或调整训练计划。

通过上述措施，可以显著降低踝关节受伤的风险。然而，任何体育活动都存在一定的伤害风险，即便采取了所有的预防措施，也不能保证完全避免受伤。如果踝关节受伤，应立即就诊。

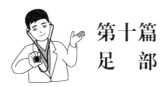

第十篇
足　部

112 Lisfranc 骨折可以保守治疗吗?

Lisfranc 骨折是在跖骨基底部和跗骨区域发生的伤害,这些骨骼位于脚的中部,是连接脚踝和脚背的关键部位。这些骨折通常伴随着骨间韧带损伤。对于 Lisfranc 伤害,治疗方法通常取决于伤害的严重程度、伤害类型(是否有骨折或脱位),以及骨折的稳定性。

保守治疗适用于骨折未发生错位、关节稳定性良好及患者存在手术风险较高的情况。在通过石膏或步行靴固定后,患者需使用拐杖或轮椅等辅助工具,以确保伤处不负重。

伴有明显移位的骨折、韧带损伤导致关节不稳定及保守治疗未能缓解症状或未能维持关节稳定时往往需要手术治疗。手术通常涉及骨折复位固定和(或)修复韧带,可能会用螺钉、钢板或其他固定物来稳定关节。手术后也通常需要一段时间的非负重和康复训练。

无论采用何种治疗方式,Lisfranc 骨折的恢复都可能需要相当长的时间,并且有时可能会导致慢性疼痛或关节功能受限。

113 应力性骨折与足部外伤有何关系？

应力性骨折是由于反复的应力或过度使用导致的骨折，它与足部外伤有一定的联系，尤其是在运动员和长期站立工作的人群中较为常见。重复应力对足部骨骼造成微小损伤累积，在没有充分恢复的情况下，持续的运动和活动会导致骨骼疲劳，当骨骼无法抵抗这种疲劳时，最终可能发展为应力性骨折。不正确的训练技巧、突然增加运动量、使用不当的运动鞋、骨密度低、扁平足或高弓足都会增加特定部位的应力，进而增加了应力性骨折的风险。

应力性骨折和一般外伤性骨折的治疗方式可能类似，都包括休息、冰敷、压缩和抬高（RICE 原则）。此外，对于应力性骨折，还需要解决导致骨折的根本原因，如改变运动习惯、调整鞋类和垫子，或是进行特定的力量和灵活性训练。如果没有得到适当的治疗或充分的恢复时间，可能会发展为更严重的骨折。

114 轻轻别了一下脚背，出现淤青可能是骨折吗？

轻轻地别一下脚背通常不会导致骨折，尤其是轻微的力量。淤青可能是皮下血管受到轻微损伤导致的血液渗出，不一定意味着骨折。但是，如果碰撞后有以下情况，有可能是骨折：剧烈的疼痛、肿胀、活动受限、压痛、变形畸形。此外，没有骨折并不一定无须治疗。有时韧带、肌腱拉伤也可能出现淤青，石膏或支具等适当的外固定有助于康复。

如果对受伤严重性有疑问，或者出现上述任何一种情况，应该尽快就医以进行适当的检查和诊断。

115 足部外伤后，预防感染的初步处理包括哪些？

足部外伤后，预防感染是非常重要的，尤其是因为足部接触地面的机会多，容易受到细菌的污染。下面是一些预防足部外伤感染的措施：

（1）清洁伤口：用温和的肥皂水彻底清洁伤口，以去除污垢和细菌。如果有可见的异物（比如沙石、碎玻璃和树枝等），应该小心地清除它们。

（2）消毒伤口：使用碘伏、碘酊或其他医用消毒剂轻柔地消毒伤口，以消灭伤口表面的细菌。

（3）使用抗生素软膏：莫匹罗星等软膏可以预防细菌滋生，减少感染风险。

（4）保持伤口干燥和清洁：在伤口愈合过程中，应确保伤口处于干燥、清洁的状态。避免让伤口浸泡在水中。

（5）敷料：使用无菌敷料覆盖伤口，并根据伤口的情况定期更换。这有助于保持伤口干净，并防止外界污染。

完成初步处理后务必及时就医，以将伤口感染风险降到最低。

116 什么是痛风？ 它对足部的影响是什么？

痛风是一种以关节炎症为特征的代谢性疾病，是体内尿酸过多导致的病症。通常情况下，尿酸会通过肾脏过滤后排出体外，它是人体代谢嘌呤时产生的一种废物。当身体产生过多尿酸或肾脏排泄尿酸不足时，尿酸水平就会上升，形成高尿酸血症。

当血液中的尿酸水平过高时，尿酸会在关节和周围组织中形成尿酸盐晶体。这些尖锐的晶体可以触发关节的炎症反应，导致剧烈疼痛、红肿、发热和关节活动受限。痛风最常影响足部的第一跖趾关节（即大脚趾的基部），但也可以影响其他关节，包括踝关节、膝关节、手腕和手指等。

痛风发作时，足部可能会出现以下症状：① 突然剧烈疼痛。痛风发作通常是突然开始的，往往在夜间加剧，有时候甚至轻微的触碰或床单的重量也会引起疼痛。② 红、肿、热。受影响的足部关节可能会出现红、肿、热的炎症反应。③ 活动受限。炎症和疼痛可能影响行走和站立。

长期未经治疗的痛风可能导致关节永久性损害和痛风石的形成（即尿酸盐晶体在关节周围组织积聚形成的硬结）。此外，高尿酸血症还可能与肾脏疾病和心血管疾病有关联。

痛风的治疗包括使用药物控制急性发作的炎症和疼痛（如非甾体抗炎药依托考昔、秋水仙碱等），以及长期降低尿酸水平的药物（如别嘌呤醇）。此外，改变生活方式也是重要的治疗方法，包括限制高嘌呤食物的摄入（如动物内脏、红肉、海鲜）、减少酒精摄入、多喝水，以及保持健康体重。

117 什么是跟腱炎？

跟腱炎是指跟腱（连接小腿肌肉和跟骨的强韧组织）发生的炎症。跟腱是人体最强大的肌腱之一，它在行走、跑步和跳跃时起着至关重要的作用。跟腱炎通常是由于过度使用或突然增加运动强度造成的。过度使用、不适当的鞋类、运动技术不当、足弓过高或过低等足部结构异常和年龄增长都是跟腱炎发生的高危因素。

跟腱炎的典型症状包括跟腱区域的疼痛，特别是在运动后。疼痛通常在运动初期最为明显，运动一段时间后可能会减轻，但在活动后又会再次加剧。疼痛通常位于跟腱的中下部或靠近跟骨的位置。其他症状可能包括肿胀、局部皮肤温度升高和跟腱的僵硬感。

休息、物理疗法、支撑或矫正器具等有助于缓解跟腱炎。严重或持续性跟腱炎可能需要打封闭针或者进行手术来修复跟腱。

118 第五跖骨基底部骨折打石膏能愈合吗?

不一定。第五跖骨根据骨折部位分为头部、干部和基底部。其中,基底部被许多肌腱附着,容易因扭转别伤导致骨折。基底部骨折可分为三区:Ⅰ区(浅灰区)为粗隆部骨折,大多数是撕脱性骨折;Ⅱ区(灰区)即琼斯(Jones)骨折,为干骺端骨折,通常呈横向骨折,骨折线可累及第四、五跖骨间关节面;Ⅲ区(深灰区)位于干骺端向远端 1.5 厘米之内的骨干近端骨折,多为疲劳性骨折。Ⅰ区撕脱性骨折通常可以选择保守治疗来促进骨折愈合。但是Ⅱ区的琼斯骨折有较高的不愈合风险,大多需要手术治疗。这是因为第五跖骨基底部的血液供应主要依靠来自关节囊的干骺端血管和由跖骨干内侧中部进入的滋养血管。在干骺端血管和滋养血管之间形成了一个相对无血管区,这导致琼斯骨折难以愈合。

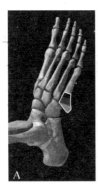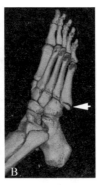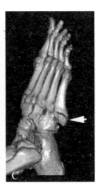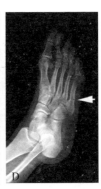

A. 第五跖骨基底部骨折分区;B. 粗隆部骨折;
C. 琼斯骨折;D. 疲劳性骨折

119 不明原因的足底疼痛是足底筋膜炎吗？

可能是，但也可能由其他疾病或状况引起。足底筋膜炎是一种常见的足底疼痛原因，特别是在跑步者和那些长时间站立或走路的人群中。这种疾病涉及足底筋膜——一种厚而宽的结缔组织带，它从跟骨延伸到足跖骨，形成足弓。

典型症状包括起床后第一步行走时的锐痛；长时间站立、行走或上楼梯后足底疼痛增加；足弓或跟骨疼痛，可能在活动后变得更糟。

还有很多其他疾病也可以引起足底疼痛，如：① 跖骨痛症，即由于长时间行走或站立引起足前部疼痛；② 足跟刺，即骨质增生在跟骨上形成尖刺状突出物，造成疼痛；③ 跟腱炎，即涉及跟腱的炎症，可能导致跟部疼痛；④ 神经压迫，如胫神经损伤或其他神经问题可能导致足底疼痛；⑤ 系统性疾病，比如类风湿性关节炎、痛风或糖尿病等，也可能引起足部的疼痛。

120 车轮碾压足背后没有骨折就不要紧吗？

车轮碾压足背后即使没有明显的骨折，也可能造成严重的创伤，可能引发以下问题：

（1）软组织损伤：车轮的压力可能会损伤足部的肌肉、肌腱、韧带和皮肤。

（2）挫伤和肿胀：重压可以引起广泛的血管损伤和内出血，导致挫伤和肿胀。

（3）压力性坏疽：严重的压迫可以导致足部的血液循环受阻，有可能发展为压力性坏疽。

（4）神经、血管损伤：足背有几个重要的神经，可能会因为压力而受损，导致感觉减退或疼痛。重要的血管可能被压迫或撕裂，这可能导致血液供应不足，进而影响组织的生存。

（5）复合损伤：即使骨骼没有明显的折断，也可能发生微小裂纹（骨裂），需要时间才能在影像学检查中显现。

（6）继发感染：如果存在开放性伤口，细菌可能会侵入，导致感染。

因此，哪怕初步检查没有发现骨折，遭受车轮碾压的足背也应当立即进行医疗评估，以排除上述问题或其他潜在的损伤。